Beckenboden
Quickies

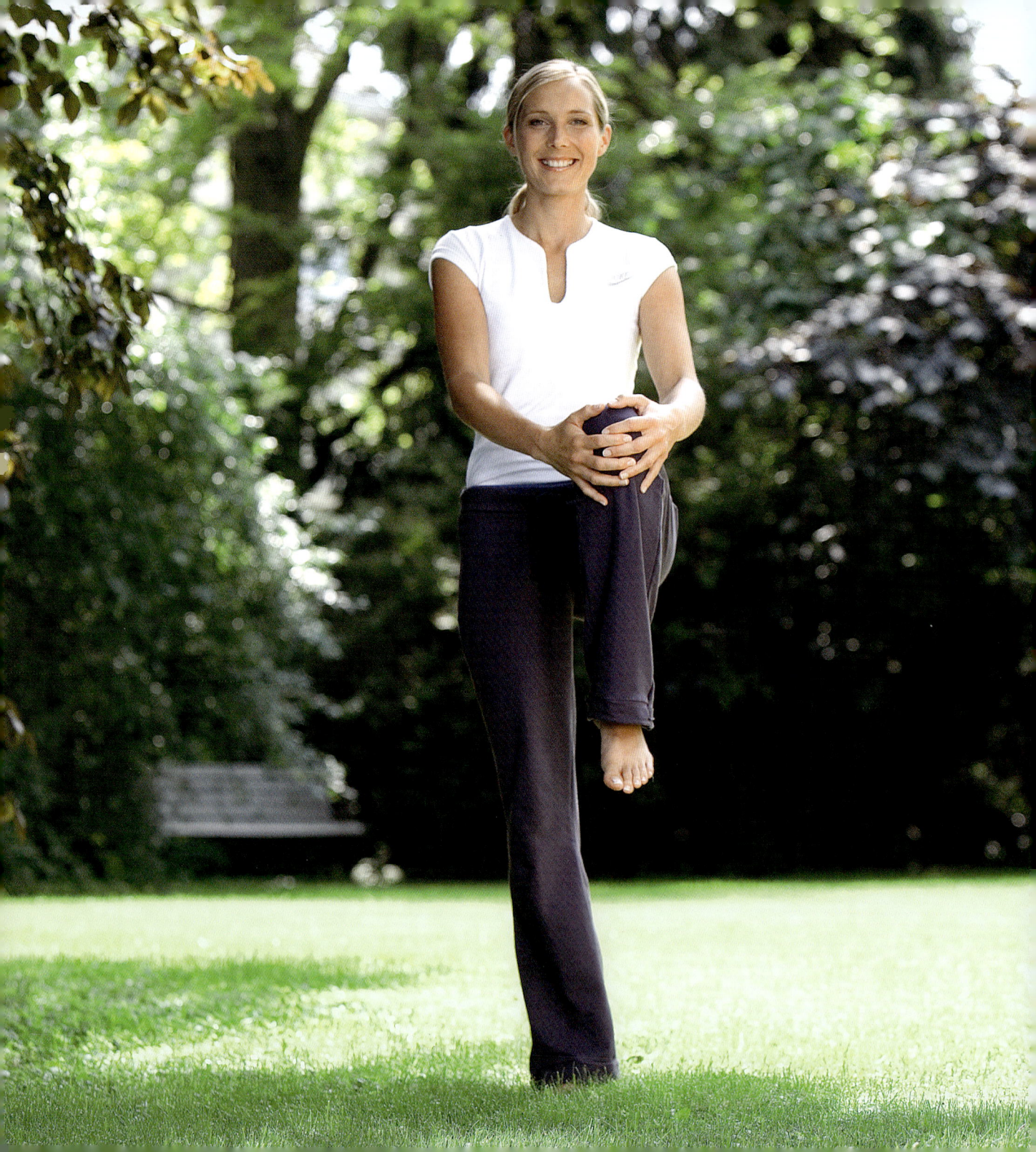

RAHEL REHM-SCHWEPPE/SABINE GRABOSCH

Beckenboden
Quickies

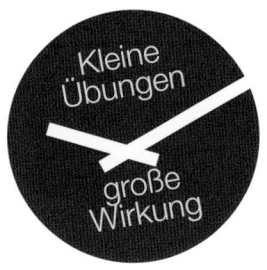

Kleine Übungen – große Wirkung

Was Sie in diesem Buch finden

Beckenboden-Quickies: gesund und vital bleiben 7

Los geht's! Die besten Beckenboden-Quickies 23

Beckenboden-Quickies im Alltag 69

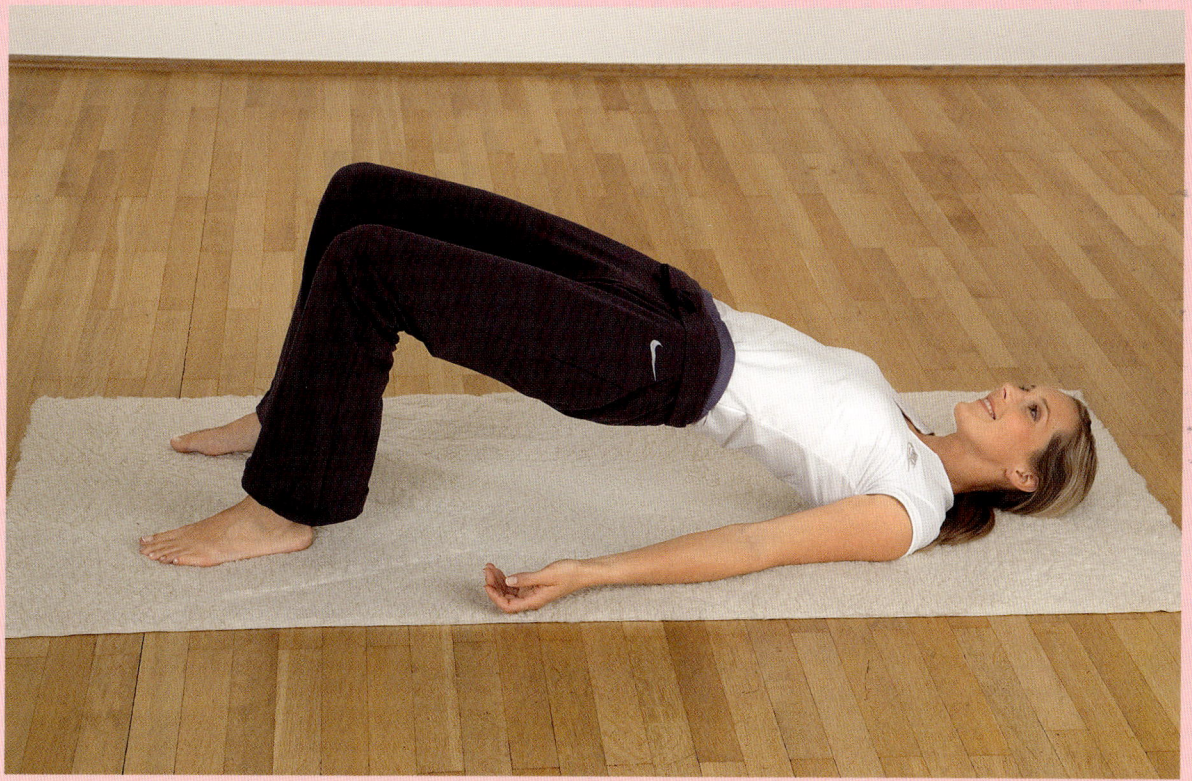

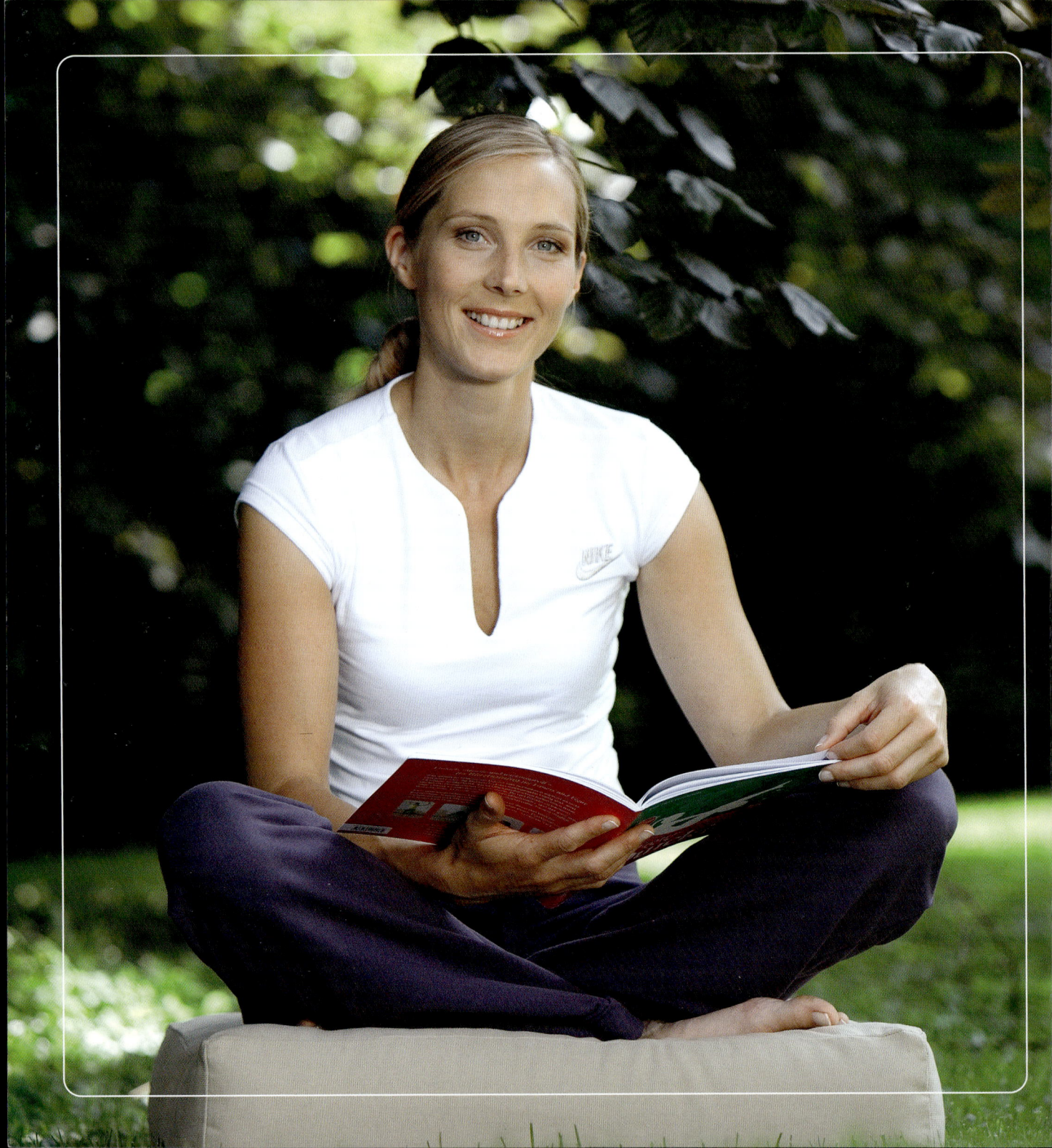

Beckenboden-Quickies: gesund und vital bleiben

Kraft aus der Mitte tanken

Ob bei schwachem Bindegewebe, Blasenschwäche, Haltungsprobleme oder rund um die Geburt – ein gesunder Beckenboden hält die Bauchorgane in Form, verbessert die Körperwahrnehmung und kann sogar dazu beitragen, Rückenschmerzen zu beseitigen. Doch Beckenbodentraining ist mehr als reines Körpertraining – es stärkt das Selbstbewusstsein und die Lebenslust. Der Beckenboden ist eine nahezu unerschöpfliche Quelle der Energie. Es kommt nur darauf an, aus dieser Kraftquelle schöpfen zu lernen. Der Beckenboden ist ein oft verkanntes Zentrum in unserem Körper: Die meisten Frauen beschäftigen sich erst dann mit ihm, wenn er Probleme macht –

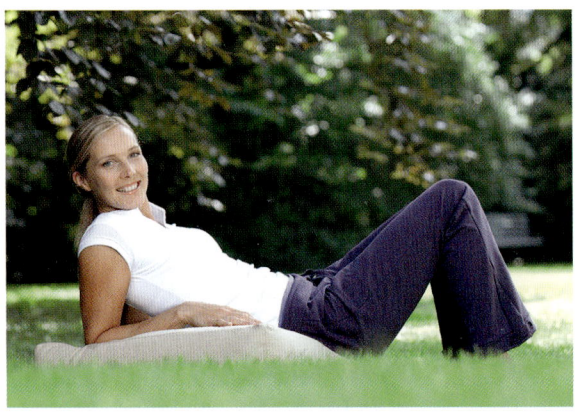

Ein gesunder Beckenboden trägt dazu bei, dass Sie sich in Ihrem Körper rundum wohlfühlen.

oft, wenn er seine Schließfunktion nicht mehr zuverlässig wahrnehmen kann. Dabei nimmt der Beckenboden, wenn er stark und gesund ist, eine in jeder Hinsicht tragende Rolle in unserem Leben ein: Der Beckenboden schließt einerseits den Bauchraum nach unten hin ab und hält die inneren Organe an ihrem Platz. Gleichzeitig stützt er auch den Rumpf und ist eine wichtige Basis für dessen Beweglichkeit. Und nicht zuletzt spielt er eine entscheidende Rolle für die Sexualität, da gut trainierte Beckenbodenmuskeln stärkere Empfindungen und intensivere Orgasmen ermöglichen.

Schon deshalb schenkt ein starker Beckenboden viel Vitalität und Lebensfreude. Im indischen Ayurveda wird er sogar als Zentrum der Lebenskraft betrachtet. Wenn die Energie dort nicht frei fließen kann, kommt es zu einem Mangel an Antriebskraft, Durchhaltevermögen und Selbstbewusstsein. Hierin zeigt sich die genaue Beobachtungsgabe der altindischen Heiler. Denn es ist tatsächlich schwierig, mit einem geschwächten Beckenboden beschwingt und kraftvoll durchs Leben zu gehen – noch dazu, wenn die Gefahr von unwillkürlichem Harnverlust ständig für Verunsicherung sorgt. Darüber hinaus schenkt ein starker Beckenboden dieses besondere Körpergefühl, das sich in einer aufrechten Haltung und einem geschmeidigen Gang ausdrückt: das Gefühl, fest in seiner Körpermitte verankert und allen Herausforderungen gewachsen zu sein. Ein gesunder Beckenboden gibt Halt und Stabilität – zunächst einmal auf körperlicher Ebene, aber dies wirkt sich eben auch auf die Psyche aus. Und deshalb können Sie auf allen Ebenen nur gewinnen, wenn Sie diesem wichtigen Teil Ihres Körpers mehr Aufmerksamkeit schenken und dafür sorgen, dass er rundum gesund und fit ist.

Was Beckenbodentraining bringt

Die verschiedenen Formen des Beckenbodentrainings wurden zunächst vor allem zur Behandlung von Inkontinenzproblemen eingesetzt. Die zum Beckenboden gehörenden Schließmuskeln lassen sich wie andere Muskeln auch trainieren und können dann ihre Aufgabe deutlich zuverlässiger erfüllen. Wesentlich sinnvoller ist es jedoch, den Beckenboden schon vorbeugend zu stärken – dadurch können die verschiedenen Probleme, die ein geschwächter Beckenboden nach sich ziehen kann, in den meisten Fällen auf einfache Weise verhindert werden.

Nach den Wechseljahren leidet Statistiken zufolge jede zweite Frau unter unfreiwilligem Harnverlust – nicht nur beim Heben schwerer Gegenstände oder beim Sport, sondern auch im Alltag, beim Lachen, Niesen oder Husten. Doch auch in jüngeren Jahren haben viele Frauen schon zumindest gelegentlich Probleme mit einer Blasenschwäche. Dabei sind es die Beckenbodenmuskeln, denen im entscheidenden Moment die Kraft fehlt.

Verschiedene Faktoren spielen hier zusammen. Manche davon lassen sich nur schwer beeinflussen oder vermeiden, wie ein aus Veranlagung schwaches Bindegewebe, die Schädigung des Beckenbodens durch Geburten oder die hormonellen Veränderungen in den Wechseljahren. Andere dagegen sind vor allem durch unsere Lebensweise bestimmt, wie Bewegungsmangel, ständiges Sitzen oder Übergewicht. Und auch chronischer Husten sowie chronische Verstopfung stellen eine große Belastung für den Beckenboden dar.

Besser vorbeugen als heilen

Unabhängig von Ihren persönlichen Voraussetzungen und Belastungen bietet Ihnen Beckenbodentraining die Möglichkeit, sich wirkungsvoll vor allen Problemen zu schützen, die ein geschwächter Beckenboden mit sich bringt. Dieses Training muss weder anstrengend noch zeitaufwendig sein. Ganz im Gegenteil ist es sogar besonders effektiv, wenn es so einfach ist, dass Sie es problemlos in Ihren Alltag integrieren können!

Einfach und wirkungsvoll trainieren

In Form vieler kleiner, aber wirkungsvoller Übungen stellen wir Ihnen in diesem Buch die Beckenboden-Quickies vor. Jede Übung ist auf einer Doppelseite genau beschrieben und bebildert. Einfache Schnellprogramme und Tipps ergänzen die praktischen Anwendungsmöglichkeiten – ganz gleich, ob Sie die Beckenboden-Quickies lieber als Einzelübungen, Work-outs oder mitten im Alltag einsetzen wollen. Mithilfe der Beckenboden-Quickies ist es ganz einfach, den Beckenboden zu stärken und sich seine Kraft zunutze zu machen. Die Übungen unterstützen Sie darin, Ihren Beckenboden besser wahrzunehmen, ihn zu kräftigen und sein Potenzial kennenzulernen. Falls Sie schon unter Problemen mit dem Beckenboden leiden, können die Übungen diese lindern und dadurch zu mehr Lebensqualität führen. Und falls Sie bisher beschwerdefrei sind, ist ein gut trainierter Beckenboden die beste Garantie dafür, dass Sie es in diesem Bereich auch bleiben.

In manchen Lebensabschnitten ist das Beckenbodentraining sogar noch wichtiger als sonst: während und nach der Schwangerschaft, da der Beckenboden in dieser Zeit enormen Belastungen ausgesetzt ist, und nach den Wechseljahren, da durch den sinkenden Hormonspiegel auch die Gewebespannung im Beckenboden abnimmt.

Wenn das Becken Probleme macht

Beckenbodenprobleme können sich auf verschiedene Weise bemerkbar machen. Manchmal sind diese Beschwerden ganz unspezifisch und zeigen sich eher darin, dass der Beckenboden nicht richtig wahrgenommen wird, dass es beim Stehen oder Gehen an Stabilität fehlt oder dass es zu Missempfindungen im Beckenraum kommt. Oft führen sie aber auch zu den »klassischen« Beckenbodenbeschwerden: zu Inkontinenz und Organsenkungen.

Inkontinenz

Der unwillkürliche Harnverlust ist für die meisten Menschen ein Tabuthema – und dennoch weitverbreitet. Dabei tritt die Inkontinenz in verschiedenen Formen auf. Am häufigsten sind die folgenden beiden, die auch gemeinsam vorkommen können: Bei der **Belastungsinkontinenz** geht unwillkürlich Harn ab, wenn der Druck im Bauchraum plötzlich steigt, zum Beispiel beim Niesen, Heben oder Husten. Die Beckenbodenmuskeln sind dabei zu schwach, um diesem Druckanstieg entgegenzuwirken. In leichten Fällen geht nur tröpfchenweise Urin verloren, beispielsweise beim Springen oder Laufen. Später kann schon Treppensteigen oder kräftiges Pusten zu viel Belastung für den Beckenboden sein, bis hin zum völligen Verlust der Kontrolle über die Schließmuskeln.

Bei einer **Dranginkontinenz** dagegen tritt plötzlich so starker Harndrang auf, dass die Toilette manchmal nicht rechtzeitig erreicht werden kann – auch wenn die Blase eigentlich gar nicht so voll ist. Eine solch überaktive Blase steht oft im Zusammenhang mit Stress und psychischer Anspannung. Auch hier ist das Beckenbodentraining hilfreich, am besten in Kombination mit einem Verhaltenstraining, bei dem der Harndrang bewusst ausgehalten und aufgeschoben wird.

Organsenkungen

Zu den Aufgaben des Beckenbodens gehört es, die Gebärmutter, die Blase und die Scheidenwände sowie den Darm an ihrem Platz zu halten. Ist der Beckenboden geschwächt, können diese Organe sich nach unten verlagern – und dadurch zu Problemen führen, die unter Umständen sogar eine Operation nötig machen.

Die Wirkungen im Überblick

Mit Beckenboden-Quickies können Sie Ihrem Beckenboden nahezu überall und jederzeit eine kleine Trainingseinheit gönnen – und so bald von den vielen positiven Auswirkungen des Beckenbodentrainings profitieren:

> Typische Beckenbodenbeschwerden wie Inkontinenz oder Organsenkungen treten gar nicht erst auf oder werden – falls vorhanden – gebessert. Nach

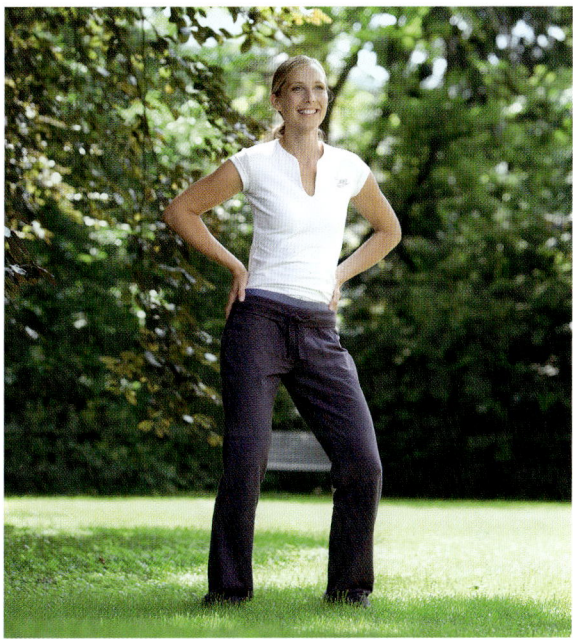

Beckenboden-Quickies können Sie immer und überall ausführen, um neue Kraft aus Ihrer Mitte zu tanken.

einer Operation trägt es zur Regeneration bei und hilft, neuen Beschwerden vorzubeugen.

> Ihre Haltung verbessert sich und Rückenprobleme treten seltener auf.

> Schwangerschaft und Geburt belasten den Beckenboden weniger stark, danach erholt sich der Körper schneller.

> Die Lust auf Sex ist größer, die Empfindungen dabei sind intensiver.

> Sie haben im Alltag mehr Kraft und fühlen sich leistungsfähig und vital.

> Ihr Körpergefühl und Ihr Selbstbewusstsein verbessern sich.

Was Sie über Ihr Becken wissen sollten

Um Ihren Beckenboden wirkungsvoll zu trainieren, müssen Sie nicht Anatomie studieren. Viele Übungen werden Ihnen jedoch noch leichter fallen, wenn Sie eine grobe Vorstellung von den körperlichen Strukturen haben. Denn immerhin ist der Beckenboden ein Bereich, in dem die Muskeln nicht sichtbar sind, und auch ihr Anspannen führt zu keiner sichtbaren Bewegung.

Darüber hinaus wird Ihnen das Wissen über den Aufbau Ihres Beckenbodens auch im Alltag helfen, sich bewusst »beckenbodenfreundlich« zu verhalten und die Tipps aus diesem Buch schneller zu verinnerlichen. So können Sie Ihren Beckenboden noch leichter bei bester Gesundheit erhalten.

Die Beckenknochen

Unsere Beckenknochen sind das Gerüst des Beckenbodens. Die beiden Schambeinäste, die Darmbeinschaufeln und das Kreuzbein bilden einen knöchernen, aber nicht völlig starren Ring, in dem die Beckenbodenmuskeln aufgespannt sind, um die untere Öffnung fest zu verschließen.

Dabei stellt das Kreuzbein die Verbindung zwischen Becken und Wirbelsäule dar. Es geht nach oben in die Lendenwirbelsäule über und nach unten ins Steiß-

bein. Das Kreuzbein ist links und rechts durch das Iliosakralgelenk mit den Darmbeinschaufeln verbunden. Im vorderen Bereich des Beckens verbindet die aus Knorpelgewebe bestehende Schambeinfuge die beiden Schambeinäste. Unterhalb dieser Schambeinäste liegen die Sitzbeine mit den Sitzhöckern. Diese sind im Sitzen auf einer harten Stuhlfläche gut spürbar und helfen Ihnen dabei, leicht eine aufrechte Sitzhaltung zu finden.

Die drei Schichten der Beckenbodenmuskulatur

Der Beckenboden besteht aus drei übereinanderliegenden Muskelschichten, die zusammen in etwa so

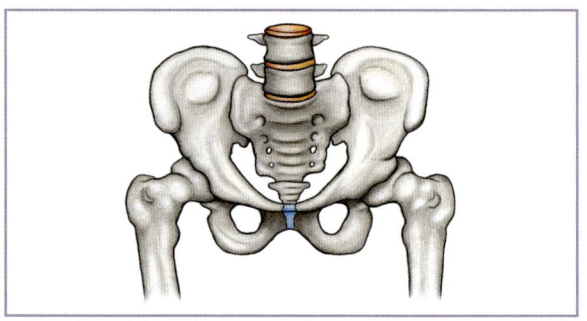

Die Beckenknochen, die Schambeinäste und das Kreuzbein bilden die Grundlage für einen stabilen Beckenboden.

dick sind wie die Handfläche. Jede dieser Schichten wiederum besteht aus mehreren Muskeln mit unterschiedlichen Aufgaben. Die Muskeln des Beckenbodens setzen dabei an den Beckenknochen und am Steißbein an und bilden gemeinsam eine leicht trichterförmige Schale.

Alle Muskeln des Beckenbodens arbeiten zusammen, um dessen wichtigste Aufgabe zu erfüllen: den Beckenausgang sicher nach unten zu verschließen. Gleichzeitig müssen sie jedoch die Öffnung von Harnröhre und Darm zulassen, und bei Frauen tritt zudem noch die Scheide durch den Beckenboden. Um gleichzeitig belastbar und flexibel zu sein, verlaufen die drei Muskelschichten daher in verschiedene Richtungen: die äußere Schicht längs, von vorne nach hinten; die mittlere Schicht quer dazu und die innere Schicht wieder weitgehend längs.

Die äußere Schicht

Die äußere Schicht des Beckenbodens, die direkt unter der Hautoberfläche verläuft, besteht aus den Schließmuskeln, die die Harnröhre und Scheide sowie den After umgeben, und den Muskeln der äußeren Genitalien. Die Schließmuskeln verlaufen von der Innenkante des Schambeins nach hinten bis zum Ende des Kreuzbeins. Sie haben die Form einer liegenden Acht, da sie sich im Bereich des Damms überkreuzen. Die äußere Muskelschicht des Beckenbodens ist am

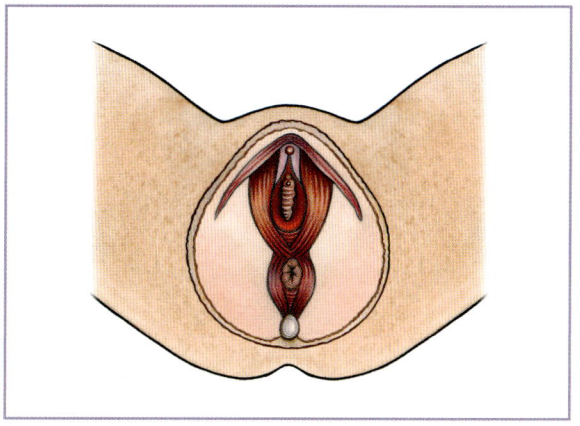

Die Schließmuskeln und die Muskeln der äußeren Genitalien bilden die äußere Schicht des Beckenbodens.

leichtesten zu erspüren und den meisten von uns zumindest dadurch bekannt, dass sich mit ihrer Hilfe der Harnstrahl und Stuhlgang zurückhalten oder unterbrechen lassen. Früher wurde deshalb oft als Training für den Beckenboden dazu geraten, den Harnstrahl auf der Toilette mehrere Male zu unterbrechen. Heute weiß man jedoch, dass solche Unterbrechungen den natürlichen Entleerungsreflex der Blase durcheinanderbringen und dadurch erst recht zu Problemen führen können. Verzichten Sie deshalb bitte auf diese Art der »Übung« – richtiges Beckenbodentraining sollte außerhalb der Toilette stattfinden. Zu Anfang kann ein einmaliges Unterbrechen des Harnstrahls zwar dabei helfen, die Schließmuskeln besser zu lokalisieren, aber die meisten von uns kennen diese Muskeln sowieso schon aus den Situationen, in denen sie sich mit dem Gang zur Toilette noch etwas gedulden mussten.

Die mittlere Schicht

Die mittlere Schicht des Beckenbodens verbindet die beiden Schambeinäste und Sitzbeine und verschließt dabei die vorderen drei Viertel des Beckenausgangs. Ihre Muskeln verlaufen quer zur äußeren Muskelschicht und können die Seiten des Beckens zueinander hinziehen. Diese Muskeln sind besonders wichtig, um einen erhöhten Bauchraumdruck aufzufangen und über die Hüften abzuleiten. Einzelne Muskelfasern dieser Schicht schlingen sich außerdem um die Harnröhre und helfen dabei, die Blase sicher zu verschließen. Die Muskeln der mittleren Schicht sind bei Frauen von der Scheide durchbrochen. Dies ist unverzichtbar, um ein Kind gebären zu können, andererseits aber auch eine naturgegebene Schwachstelle. Bei vielen Frauen ist es daher vor allem die mittlere Schicht des Beckenbodens, die geschwächt ist und durch Training gestärkt werden sollte.

Die innere Schicht

Die innere, am tiefsten im Körper liegende Schicht des Beckenbodens hat von allen drei Schichten die größte Ausdehnung. Sie verläuft fächerförmig vom Kreuz- und Steißbein zu den Schambeinästen und somit wieder im Wesentlichen längs von hinten nach vorne. Mittig zwischen diesen Muskelsträngen bleibt der Levatorschlitz frei, um Harnröhre, Scheide und Darm durchtreten zu lassen.

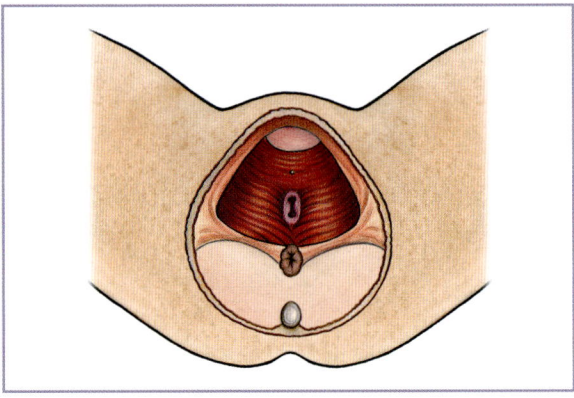

Die mittlere Beckenbodenschicht ist bei Frauen oft geschwächt. Sie ist wichtig, um dem Bauchraumdruck standzuhalten.

Die innere Schicht ist besonders wichtig für die Aufrichtung der Wirbelsäule und des Beckens – und damit für unsere Haltung. Sie ist das Zentrum der Körperstatik und verbindet die Kraft des Rumpfes (besonders des Rückens) sowie der Beine miteinander. Wenn in den asiatischen Kampfkünsten und Bewegungslehren von »Hara« oder vom Körperschwerpunkt gesprochen wird, aus dem die Kraft für alle Bewegungen geschöpft werden kann, entspricht dies aus anatomischer Sicht am ehesten der inneren Schicht des Beckenbodens.

Gleichzeitig ist die innere Schicht die wichtigste Stütze der inneren Organe und sorgt dafür, dass Blase, Gebärmutter, Scheide und Enddarm sicher an ihrem Platz bleiben. Auch ihre Muskeln tragen dazu bei, Harnröhre und Enddarm zuverlässig zu verschließen.

Zur inneren Schicht gehört auch der Steißbeinmuskel, der das Steißbein mit den Sitzhöckern verbin-

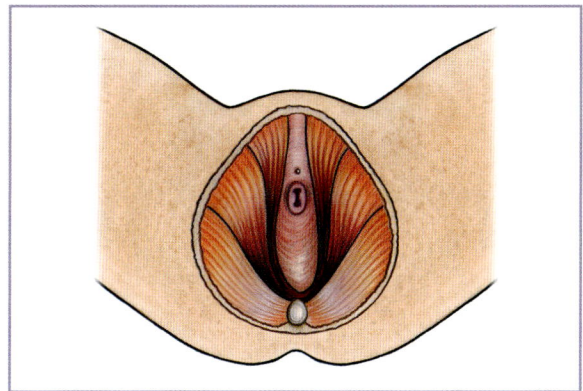

Die innere Muskelschicht des Beckenbodens sorgt indirekt für eine gute Körperhaltung und stützt die inneren Organe.

det. Bei Tieren dient er dazu, mit dem Schwanz zu wedeln. Beim Menschen zieht er das Steißbein leicht nach vorne und verbessert so die Spannung im Beckenboden. Und nicht zuletzt ist auch der Scheidenmuskel ein Teil der inneren Schicht. Er wird teils auch als Liebesmuskel bezeichnet und umgibt die Scheidenwände, die er bei Anspannung verengen kann. Der Scheidenmuskel ist für die Sexualität von großer Bedeutung, da er viele Nervenenden enthält, die die Empfindungen beim Sex verstärken.

Ein Teil des Ganzen

Der Beckenboden ist kein isolierter Körperteil, der nur eine bestimmte Aufgabe erfüllen würde. Ganz im Gegenteil nimmt er – entsprechend seiner zentralen Lage – eine überaus wichtige Rolle im Zusammenspiel des ganzen Körpers ein. Das Becken ist die Basis, auf der unser Rumpf ruht.

Daher wirkt sich der Zustand des Beckenbodens auf den gesamten darüberliegenden Körper aus: Ein schwacher Beckenboden führt schnell zu einer kraftlosen, zusammengesackten Haltung, da er weder das Becken noch indirekt über das Kreuzbein die Wirbelsäule aufrichten und in ihre natürliche Position bringen kann.

Umgekehrt wirkt sich unsere Körperhaltung auch auf den Beckenboden aus: Wer sich krumm hält oder oft ins Hohlkreuz kommt, bringt sein Becken in eine unnatürliche Position, in der die Beckenbodenmuskeln deutlich stärker belastet werden – und im Laufe der Zeit sogar überlastet und geschwächt. Je runder der Rücken ist, desto weiter ist das Becken, und die Beckenbodenmuskeln entspannen sich. Wenn in dieser Haltung eine Belastung auftritt (zum Beispiel durch Heben, Niesen oder Erschütterungen), hat der Beckenboden dem entstehenden Druck nicht viel entgegenzusetzen.

Auch die Atmung hängt mit dem Beckenboden zusammen. Beim Einatmen drückt das Zwerchfell nach unten, und der entstehende Druck im Bauchraum dehnt den Beckenboden leicht. Beim Ausatmen verschwindet dieser Druck wieder, und der Beckenboden kann sich nach oben und innen zusammenziehen – was wiederum die Ausatmung unterstützt. Eine tiefe, natürliche Atmung hält den Beckenboden daher beweglich und in Schwung.

6 Tipps für einen gesunden Beckenboden

Kleine stärkende Trainingseinheiten sind eine Wohltat für den Beckenboden. Noch besser ist es, wenn Sie diese durch ein beckenbodenfreundliches Verhalten im Alltag unterstützen. Denn eigentlich ist der Beckenboden so aufgebaut, dass er mit den richtigen Bewegungs- und Verhaltensmustern auch ganz von alleine klarkommt – nur ist er durch unsere moderne Lebensweise viel zu vielen schädigenden Einflüssen ausgesetzt.

Die folgenden Tipps können Ihnen dabei helfen, Ihren Beckenboden im Alltag schonend zu behandeln. Sie ergänzen und unterstützen die Wirkung der Beckenboden-Quickies und tragen so dazu bei, dass Sie sich noch schneller – und dauerhaft – über einen gesunden, starken Beckenboden freuen können.

1. Achten Sie auf Ihre Haltung

Wie wichtig eine gute Haltung für den Beckenboden ist (und umgekehrt), wissen Sie bereits. Noch entscheidender ist allerdings, dass Sie dieses Wissen auch in die Tat umsetzen – indem Sie auf eine gute Haltung achten. Und die ist vor allem eins: aufrecht. Dabei sind alle Körperabschnitte von den Füßen bis zum Kopf im Lot. Einige einfache Regeln helfen Ihnen dabei, Ihre Haltung immer wieder zu stabilisieren:

> Egal ob im Stehen oder Sitzen: Stellen Sie die Füße hüftbreit auseinander und belasten Sie beide gleichmäßig. Im Stehen bleiben die Knie leicht gebeugt.

> Richten Sie Ihr Becken auf: Leicht gespannte Bauch- und Gesäßmuskeln verhindern, dass Sie ein Hohlkreuz machen, in dem der Beckenboden besonders stark belastet wird. Hohe Absätze lassen uns übrigens besonders schnell ins Hohlkreuz fallen!

> Heben Sie das Brustbein an – stellen Sie sich eine Sonne auf Ihrer Brust vor, die nach vorne und oben strahlt. Die Schultern bleiben entspannt, die Arme hängen locker neben dem Körper.

> Machen Sie Ihren Nacken lang: Ziehen Sie leicht das Kinn zurück, und stellen Sie sich vor, dass Sie am Scheitel von einem Faden sanft nach oben gezogen werden.

> Bleiben Sie in Bewegung: Eine gute Haltung ist nie starr und steif. Sowohl im Sitzen wie auch im Stehen sollten Sie zwischendurch immer wieder den ganzen Körper bewegen.

2. Heben und tragen Sie mit Bedacht

Beim Heben und Tragen wirkt sich das zusätzliche Gewicht auch auf den Beckenboden aus. Auf den Seiten

72 und 73 finden Sie die beste Technik zum Heben von Gegenständen. Beim Tragen sollten Sie darauf achten, das Gewicht so nah wie möglich am Körper zu halten. Eine gute Haltung ist dabei besonders wichtig.

3. Vermeiden Sie Bauchraumdruck

Bei einem erhöhten Druck im Bauchraum werden die Bauchorgane in Richtung Beckenboden gepresst. Es gibt viele Ursachen dafür, dass Druck im Körperinneren entsteht – beispielsweise durch Husten und Niesen, indem Sie bei Anstrengungen die Luft anhalten oder selbst mit den Bauchmuskeln nach unten drücken – vor allem dann, wenn Sie etwas Schweres hochheben.

Eine beckenbodenschonende Technik zum Husten und Niesen lernen Sie auf Seite 80/81 kennen. Auch das richtige Heben verringert die schädlichen Auswirkungen des Bauchraumdruckes. Falls Sie diesen Druck dennoch einmal nicht vermeiden können, achten Sie auf jeden Fall darauf, gleichzeitig kräftig die Beckenbodenmuskeln anzuspannen.

4. Wählen Sie die richtigen Sportarten

Bewegung ist an sich eine gute Sache für den Beckenboden – doch ein geschwächter Beckenboden wird durch manche Sportarten viel zu stark belastet. Vor allem nach einer Geburt oder bei Organsenkungen sollten Sie daher alle Sportarten meiden, die zu Erschütterungen führen, insbesondere Jogging oder Trampolinspringen. Gut für den Beckenboden sind dagegen sanfte, erschütterungsarme Sportarten wie Schwimmen, Pilates, Walking oder Inlineskaten.

5. Entspannen Sie sich

Ebenso wichtig wie das Training ist für den Beckenboden die Entspannung – am besten im Liegen, denn dann lastet das Gewicht der Bauchorgane nicht auf ihm. Befreien Sie sich außerdem so gut wie möglich von Stress: Denn der kann nicht nur zu einer überaktiven Blase führen, sondern oft auch zu einer verkrampften, ungesunden Haltung.

6. Ein Wort zum Toilettengang

Der Beckenboden ermöglicht unter anderem die Entleerung von Blase und Darm. Vor allem beim Stuhlgang ist es wichtig, sich dafür genügend Zeit zu nehmen und auf keinen Fall zu pressen. Am schonendsten für den Beckenboden ist es, wenn Sie für einen weichen Stuhlgang sorgen, indem Sie viel trinken, viele Ballaststoffe zu sich nehmen und sich genügend bewegen. Beachten Sie außerdem die natürlichen Entleerungsreflexe des Körpers: Unterdrücken Sie den Drang zur Darmentleerung nicht, und vermeiden Sie es, auf der Toilette den Harnstrahl zu unterbrechen.

Beckenboden-Quickies – fünf einfache Prinzipien

Beckenboden-Quickies sind kurze, einfache Übungen, die Ihnen auf abwechslungsreiche Weise ermöglichen, Ihren Beckenboden besser kennenzulernen, ihn zu trainieren und zu entspannen. Trotz dieser Vielfalt gibt es einige Prinzipien, die für alle Übungen gelten und grundlegend für den Erfolg des Beckenbodentrainings sind. Sie helfen Ihnen dabei, schonend und gleichzeitig wirkungsvoll zu trainieren. Bitte machen Sie sich gut mit diesen Prinzipien vertraut, bevor Sie mit den Übungen beginnen – sie sind zwar einfach, aber entscheidend für den Trainingserfolg.

1. Trainieren Sie kurz, aber intensiv

Um mit Beckenboden-Quickies zu trainieren, müssen Sie nicht viel Zeit einplanen: Die einzelnen Übungen dauern meist nur rund eine Minute. Daher lässt sich auch im stressigsten Alltag leicht genügend Zeit für sie finden. Dass die Übungen so kurz sind, bedeutet jedoch nicht, dass sie nicht trotzdem Ihre volle Aufmerksamkeit erfordern. Vielmehr ist es gerade wegen ihrer Kürze wichtig, dass Sie die Übungen konzentriert und korrekt durchführen.

2. Achten Sie auf Ihre Grenzen

Gerade wenn der Beckenboden geschwächt ist, kann ein zu ausgedehntes Training auch einmal zu viel des Guten sein. Nehmen Sie sich daher die Zeit, Ihren Beckenboden zunächst besser wahrzunehmen – zum Beispiel mit den Übungen auf Seite 24/25 und 26/27. Besonders schonend für einen geschwächten Beckenboden sind Übungen im Liegen, bei denen er nicht das Gewicht der Bauchorgane tragen muss. Sie werden mehr Freude am Training haben (und länger dabeibleiben), wenn Sie es an die Bedürfnisse Ihres Körpers anpassen und darauf achten, sich nicht zu überfordern. Je besser Sie Ihre Grenzen kennen, desto besser können Sie diese übrigens auch im Alltag beachten – was Ihnen wiederum dabei hilft, schädliche Belastungen für Ihren Beckenboden zu vermeiden.

3. Nehmen Sie sich Zeit zum Spüren

Mit den Beckenboden-Quickies werden Sie mit Ihrem Beckenboden mehr und mehr vertraut. Dafür müssen Sie es sich allerdings erlauben, die Übungen nicht nur einfach durchzuführen, sondern sich auch mit

Ihrer ganzen Aufmerksamkeit Ihrem Beckenboden zu widmen.

Nehmen Sie sich daher nach jeder Übung noch etwas Zeit, um ihrer Wirkung nachzuspüren. Lenken Sie Ihre Aufmerksamkeit in Ihr Becken und spüren Sie der Muskelspannung und -entspannung nach, die Sie ja von außen nicht sehen können. Achten Sie außerdem auf die Unterschiede in Ihrem Körpergefühl vor und nach den Übungen: Je stärker Ihr Beckenboden wird, desto kraftvoller, aber auch leichter wird er sich besonders nach den Übungen anfühlen – ebenso wie Ihr Bauchraum und Ihr gesamter Körper.

4. Nutzen Sie die Kraft des Atems

Mit der Pressatmung (die Luft bei Anstrengung anhalten) belasten und schädigen Sie Ihren Beckenboden. Genauso können Sie den Einfluss der Atmung auf den Beckenboden nutzen, um diesen zu stärken. Am besten ist es, alle Anstrengungen (zum Beispiel beim Heben) gemeinsam mit dem Ausatmen durchzuführen – ebenso wie die Muskelanspannung bei den Beckenboden-Quickies.

Darüber hinaus können Sie viele Übungen noch zusätzlich durch die Kraft des Atems intensivieren: Bestimmte Laute regen nämlich auf reflektorischem Wege, also unwillkürlich durch einen Reflex bedingt, die Spannung der Beckenbodenmuskeln an. Wenn Sie laut auf »fff« oder »schsch« ausatmen, wirkt ihr Atem als Verstärker, der Ihre Beckenbodenmuskeln ohne bewusstes Zutun noch stärker in Aktion versetzt.

5. Denken Sie auch im Alltag an Ihren Beckenboden

Beckenboden-Quickies sind eine gute Methode, um einen Ausgleich zu den unzähligen Belastungen zu schaffen, denen der Beckenboden täglich ausgesetzt ist. Perfekt ist es, wenn Sie sich von den Übungen dazu anregen lassen, auch im Alltag öfter an Ihren Beckenboden zu denken. Besonders im Alltagsteil ab Seite 68 finden Sie Übungen, die sich sowohl leicht in den Tagesablauf integrieren lassen als auch dazu dienen, ein dauerhaft beckenbodenschonendes Verhalten einzuüben.

Je öfter Sie Ihren Beckenboden bei allem, was Sie tun, bewusst einsetzen, desto besser wird er mit den täglichen Herausforderungen fertig. Und selbst wenn Sie gerade keine Beckenboden-Quickies durchführen, können Sie jederzeit Ihre Muskulatur trainieren: Spannen Sie einfach zwischendurch immer wieder einmal die Muskeln an – am besten bis zu 200-mal pro Tag. Das mag im ersten Moment nach viel klingen, aber das ist es nicht – schließlich dauert es nur einen Augenblick. Ob beim Bügeln, auf Reisen oder im Supermarkt – diese Übung lässt sich überall durchführen, ist unauffällig, aber effektiv.

Die wichtigsten Tipps für die Praxis

Für die Beckenboden-Quickies brauchen Sie weder viel Zeit noch eine umfangreiche Ausrüstung. Die Übungen lassen sich fast überall durchführen, wo Sie etwas Platz und Ruhe zum Üben finden – und Sie werden für nahezu jede Gelegenheit eine passende Lektion finden. Die folgenden Informationen sind alles, was Sie wissen müssen, um sofort mit dem Training zu beginnen.

Die richtige Vorbereitung

Beckenboden-Quickies sind nicht einfach nur ein Trainingsprogramm zum Muskelaufbau, sondern speziell zur Kräftigung des möglicherweise schon geschwächten Beckenbodens gedacht. Daher ist es sinnvoll, sich während der Übungen ganz auf die Ausführung zu konzentrieren. Lesen Sie sich die Übungsbeschreibungen vorher stets aufmerksam durch, und beachten Sie alle Hinweise.

Ideal ist es, wenn Sie sich auch mental kurz auf das Training einstimmen. Nehmen Sie sich dafür etwas Zeit, um sich besser in Ihr Becken und Ihren Beckenboden einzufühlen, und spüren Sie nach, wie dieser sich anfühlt: kraftvoll oder schlaff, angespannt, überanstrengt oder ganz gut in Form? Hat er vielleicht unter einer bestimmten Belastung gelitten? Das hilft Ihnen auch dabei, eine passende Übung auszuwählen und auf Dauer ein besseres Gespür für Ihren Beckenboden zu entwickeln – so können Sie schädliche Belastungen in Zukunft von Grund auf vermeiden.

Der richtige Platz

Der beste Ort für die Beckenboden-Quickies ist Ihr eigenes Zuhause. Dort brauchen Sie nur etwas Platz und Ruhe. Verschiedene Übungen eignen sich jedoch auch gut fürs Büro oder für jeden anderen Ort, an dem Sie sich einige Minuten lang ganz auf sich selbst konzentrieren können.

Für die kurze Zeit des Übens empfiehlt es sich, das Telefon abzustellen, die Tür hinter sich zu schließen oder ein »Bitte nicht stören«-Schild aufzuhängen. Außerdem ist es günstig, wenn Sie den Raum vor dem Üben kurz lüften.

Der richtige Zeitpunkt

Beckenboden-Quickies sind so kurz, dass Sie sie nahezu jederzeit in Ihren Terminplan aufnehmen können. Wichtiger als der Zeitpunkt des Trainings ist, dass Sie regelmäßig üben: Legen Sie also lieber so oft wie möglich eine kurze Übung ein, als lange auf einen passenden Termin zu warten!

Die richtige Ausrüstung

Wenn Sie im Alltag trainieren, brauchen Sie für die Beckenboden-Quickies so gut wie keine Ausrüstung. Dennoch empfiehlt es sich, auf einige einfache Punkte zu achten, besonders, wenn Sie sich regelmäßig etwas mehr Zeit für ein kleines Übungsprogramm nehmen:

> Bequeme Kleidung: Wie jedes körperliche Training lassen sich auch die Beckenboden-Quickies am besten in bequemer, atmungsaktiver Kleidung durchführen, die Ihren Körper bei keiner Bewegung einschnürt.

> Rückenschonende Unterlage: Bei Übungen, die im Liegen durchgeführt werden, sollten Sie vor allem auf harten Böden wie Parkett eine dämpfende Unterlage verwenden. Notfalls können Sie dafür eine zusammengefaltete Decke oder ein großes Handtuch nehmen. Besser ist es aber, eine rutschfeste Gymnastik- oder Yogamatte zu verwenden oder auf einen dicken Teppich auszuweichen.

Einfache Schnellprogramme

Die Beckenboden-Quickies sind Einzelübungen, die Sie immer mal wieder zwischendurch anwenden können, um Ihrem Beckenboden etwas Gutes zu tun. Sie können die Übungen aber auch kombinieren, wenn Sie Ihren Beckenboden intensiver trainieren wollen. Ab Seite 64 finden Sie drei einfache Schnellprogramme, die Ihnen dabei zur Orientierung dienen können.

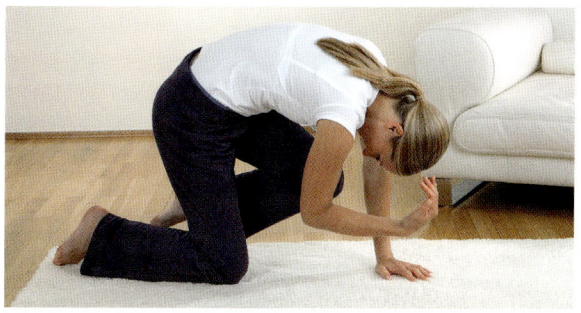

Auch wenn Sie nur wenig Zeit haben – achten Sie bei allen Übungen darauf, sich bewusst und einfühlsam zu bewegen.

Wann Sie besser nicht trainieren

Die Übungen in diesem Buch wurden sorgsam ausgewählt und beschrieben. Trotzdem gibt es – wie bei jeder Form von körperlichem Training – natürlich auch Vorsichtsregeln und Gegenindikationen, die bitte dringend beachtet werden sollten:

> Grundsätzlich gilt, dass Sie bei schwerwiegenden Herz-Kreislauf-Erkrankungen, Infektionen oder Erkältungskrankheiten auf körperliches Training besser verzichten.

> Wenn Sie konkrete Probleme im Bereich des Beckens oder der Lendenwirbelsäule haben, befragen Sie bitte Ihren Arzt, bevor Sie mit dem Training beginnen.

> Üben Sie behutsam und schonend: Die Übungen dürfen Sie ruhig ein bisschen fordern, aber sie sollten nie zu anstrengend sein. Beachten Sie Ihre Schmerzgrenze, und vermeiden Sie ruckartige Bewegungen. Hören Sie auf Ihren Körper und reduzieren Sie im Zweifelsfall die Wiederholungen.

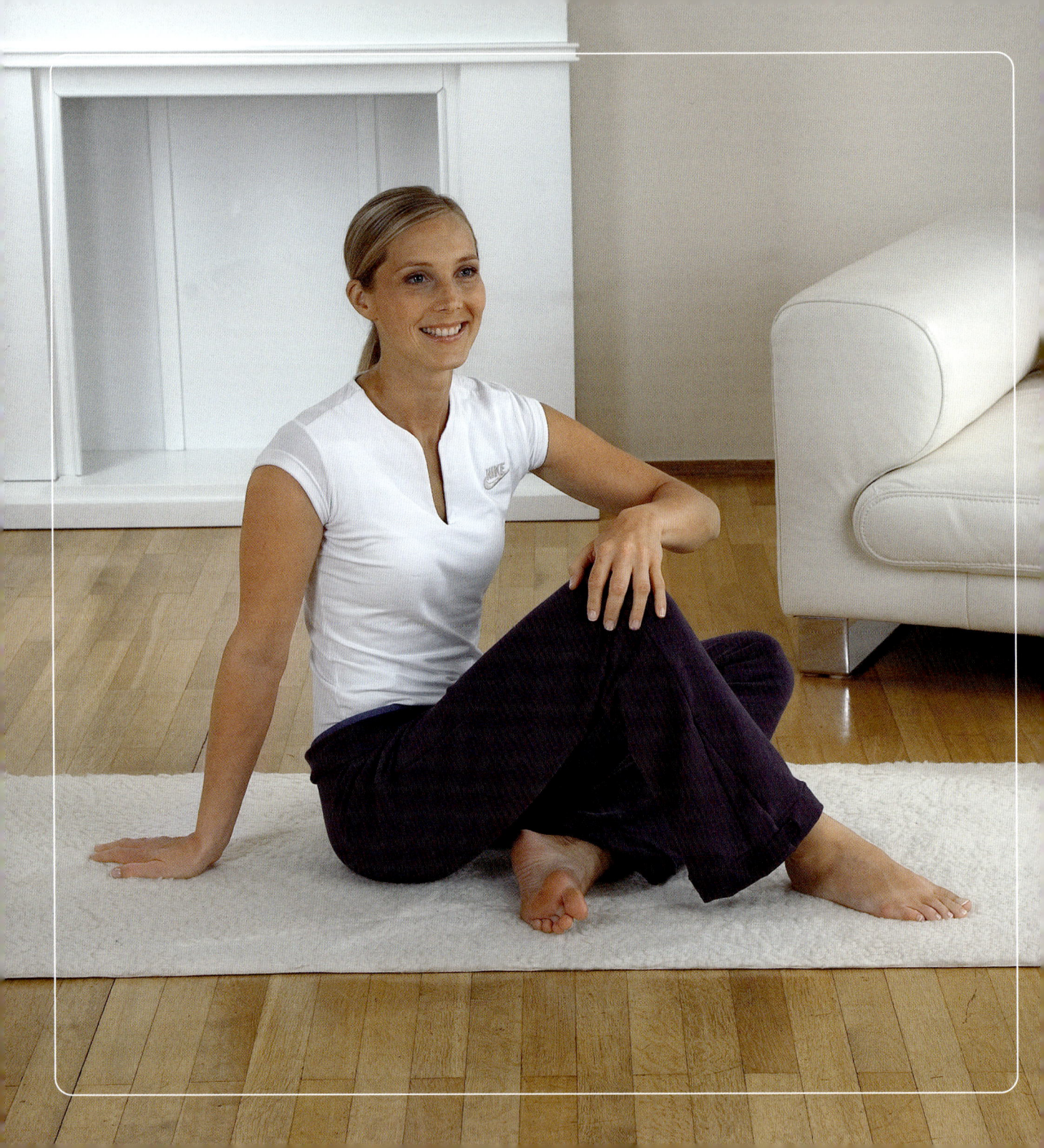

Los geht's!

Die besten Beckenboden-Quickies

Den Beckenboden wahrnehmen im Sitzen

Was zeichnet diese Übung aus?

Diese Übung hilft Ihnen dabei, die drei Schichten Ihres Beckenbodens Schritt für Schritt zu erkunden – daher ist sie eine wichtige Grundlage für alle folgenden Übungen. Darüber hinaus ist sie auch später sehr nützlich, um schnell den Kontakt zur Kraft in Ihrer Körpermitte wiederherzustellen.

Ausgangsstellung

> Die Übung wird im Sitzen durchgeführt. Ihre Füße stehen hüftbreit nebeneinander auf dem Boden, die Fußspitzen zeigen nach vorne. Ober- und Unterschenkel bilden einen rechten Winkel, die Knie sind hüftbreit geöffnet.
> Setzen Sie sich gerade hin, sodass Sie Ihre Sitzhöcker spüren und Ihr Becken aufgerichtet ist. Spannen Sie die Bauchmuskeln leicht an, um nicht ins Hohlkreuz zu kommen, und ziehen Sie die Schulterblätter etwas zur Wirbelsäule und nach unten. Ihre Arme hängen entspannt, die Hände liegen locker auf den Oberschenkeln.
> Richten Sie Ihren Nacken auf: Ziehen Sie das Kinn leicht zurück, und stellen Sie sich vor, Sie werden am höchsten Punkt Ihres Kopfes sanft nach oben gezogen. Ihr Blick ist gerade nach vorne gerichtet.

So wird's gemacht

> Als Erstes richten Sie Ihre Aufmerksamkeit auf die äußerste Schicht der Beckenbodenmuskulatur: auf die Schließmuskeln, die Scheide und Harnröhre sowie den Anus umgeben. Spannen Sie sie in einer winzigen Bewegung an, als ob Sie mit ihnen etwas von der Sitzfläche hochheben wollten.

Bitte beachten Sie

>> Achten Sie darauf, wirklich nur Ihre Beckenbodenmuskulatur anzuspannen: Die Bauch-, Oberschenkel- und insbesondere die Pomuskeln bleiben während der gesamten Übung völlig entspannt.

>> Äußerlich ist bei dieser Übung praktisch keine Bewegung erkennbar. Wenn Sie die Übung erst einmal verinnerlicht haben, können Sie sie leicht jederzeit durchführen, zum Beispiel im Büro oder im Zug.

>> Lassen Sie sich nicht entmutigen, wenn Sie Ihre Beckenbodenmuskeln und vor allem die verschiedenen Schichten nicht von Anfang an genau wahrnehmen. Sie können trotzdem auch schon alle anderen Übungen durchführen.

> Als Nächstes wenden Sie sich der mittleren Schicht des Beckenbodens zu, die die Sitzhöcker miteinander verbindet: Versuchen Sie, Ihre Sitzhöcker nur mithilfe Ihrer Beckenbodenmuskeln zueinander zu ziehen. Die entstehende Bewegung ist winzig klein und von außen nicht sichtbar – wichtig ist vor allem, dass Sie die Anspannung im Becken spüren.

> Dann nehmen Sie die innerste Schicht des Beckenbodens dazu, die das Steißbein und das Schambein miteinander verbindet. Stellen Sie sich ein Gummiband vor, das von hinten nach vorne zwischen Ihren Beinen verläuft und die Steißbeinspitze und das Schambein miteinander verbindet. Dieses ziehen Sie nun zusammen. Dabei richten sich wie von alleine Ihr Becken und Ihr Rücken noch etwas weiter auf. Wiederholen Sie dies mindestens vier Mal langsam und aufmerksam.

> Wenn Sie möchten, können Sie diese Übung noch ein wenig intensivieren. Nehmen Sie dazu einfach Ihren Atem zu Hilfe: Bei jedem Anspannen der Beckenbodenmuskeln atmen Sie tief durch den leicht geöffneten Mund aus. Beim Entspannen atmen Sie dann wieder sanft durch die Nase ein.

> Zuletzt entspannen Sie Ihre Beckenbodenmuskeln wieder. Behalten Sie aber Ihre aufrechte Haltung noch bei, und nehmen Sie sich nach der letzten Wiederholung etwas Zeit, um der Kraft in Ihrem Beckenboden weiter nachzuspüren.

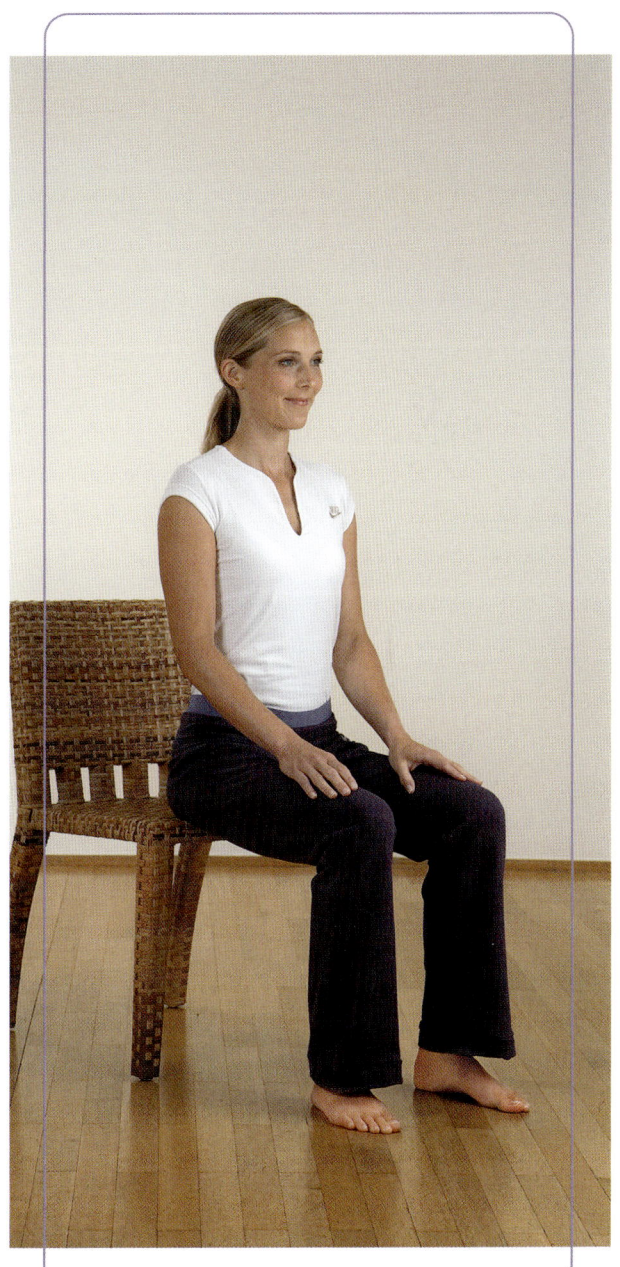

Die Beckenuhr

Was zeichnet diese Übung aus?

Auch diese Übung hilft Ihnen dabei, Ihr Becken besser zu erspüren. Gleichzeitig stärkt sie den Beckenboden und die Bauchmuskeln. Bei Kreuzschmerzen kann die Beckenuhr zudem für Linderung sorgen.

Ausgangsstellung

> Bei dieser Übung begeben Sie sich in die Rückenlage. Es empfiehlt sich dafür eine feste, aber nicht zu harte Unterlage. Am besten üben Sie auf dem Boden mit einer Übungsmatte oder einem dicken Teppich als Polsterung.

Bitte beachten Sie

>> Ihr Becken bleibt während der gesamten Übung auf dem Boden liegen. Sie spüren zwar, dass es leicht nach oben, unten oder zu den Seiten kippt, aber diese Bewegung ist kaum zu sehen.

>> Lassen Sie Ihren Atem während der Übung frei fließen.

>> Sobald Sie diese Übung gut beherrschen, können Sie den Beckenboden bei allen Stationen der Uhr kräftig anspannen.

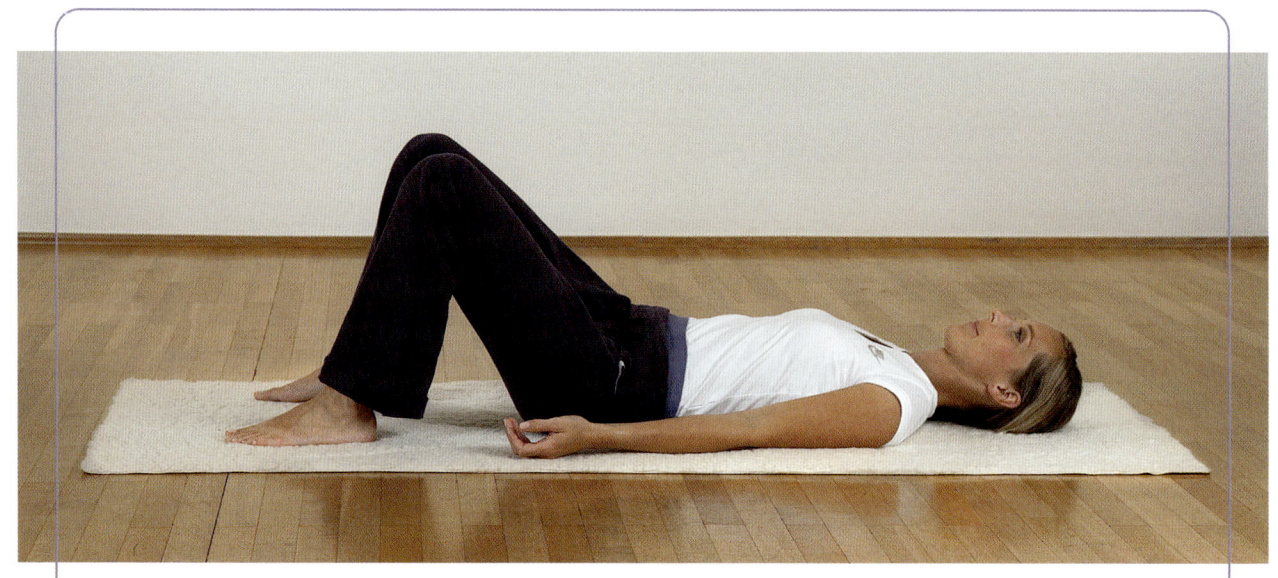

> Strecken Sie sich auf dem Rücken aus. Winkeln Sie Ihre Beine an, und stellen Sie Ihre Füße etwa hüftbreit nebeneinander auf. Ihre Knie sind ebenfalls etwa hüftbreit geöffnet. Ihre Arme liegen locker ausgestreckt neben dem Körper, die Handflächen zeigen nach oben.

> Ihr Kopf liegt in der natürlichen Verlängerung der Wirbelsäule. Ihr Blick ist zur Zimmerdecke gerichtet. Ziehen Sie das Kinn leicht in Richtung Hals.

So wird's gemacht

> Lenken Sie Ihre Aufmerksamkeit in Ihr Becken, und spüren Sie, wie es auf dem Boden aufliegt. Stellen Sie sich vor, dass Sie mit dem Becken auf dem Ziffernblatt einer Uhr liegen: »Zwölf Uhr« liegt in Richtung Ihrer Füße, »drei Uhr« auf Ihrer rechten Körperseite, »sechs Uhr« in Richtung Ihres Kopfes und »neun Uhr« auf Ihrer linken Körperseite.

> Verlagern Sie den Druck Ihres Beckens nun der Reihe nach auf diese Punkte: Ausatmend drücken Sie Ihr Becken als Erstes bei »zwölf Uhr« fest auf den Boden. Beim Einatmen lösen Sie den Druck wieder. Beim nächsten Ausatmen verlagern Sie den Druck auf »drei Uhr«, danach auf »sechs Uhr« und schließlich auf »neun Uhr«.

> Verlagern Sie den Druck auf diese Weise zehn Mal im Uhrzeigersinn und zehn Mal gegen den Uhrzeigersinn rings um das Ziffernblatt.

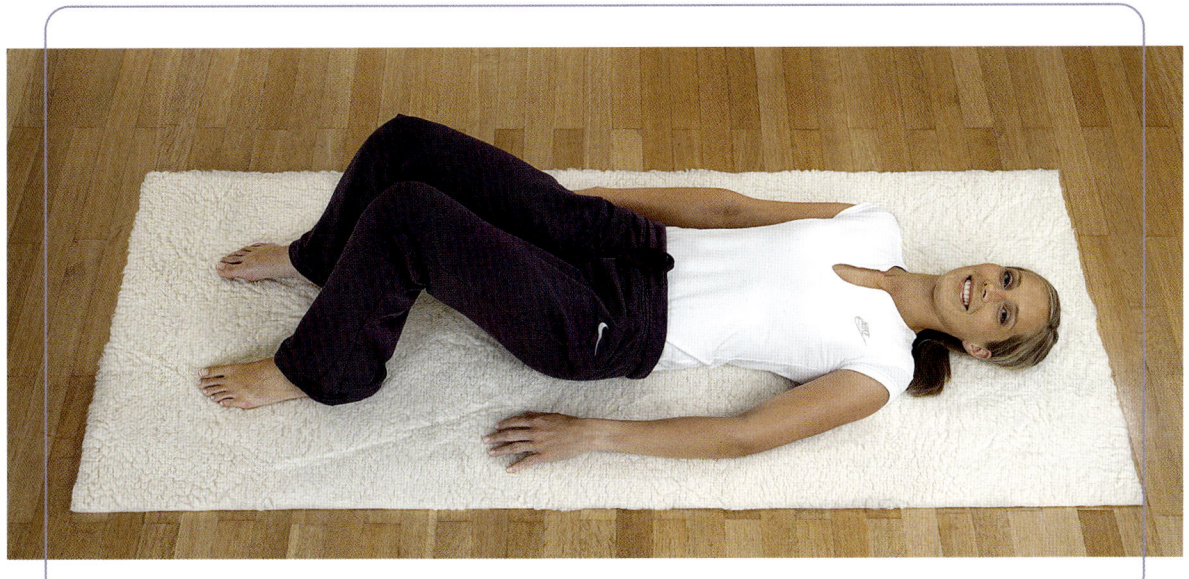

Beckenschaukel im Liegen

Was zeichnet diese Übung aus?

Diese Übung ist sehr einfach durchzuführen und empfiehlt sich besonders, falls schon Beschwerden durch einen geschwächten Beckenboden aufgetreten sind. Gleichzeitig wirkt sie sich leicht kräftigend auf die Bauchmuskulatur aus.

Ausgangsstellung

> Die Übung wird in der Rückenlage auf dem Boden durchgeführt. Benutzen Sie möglichst eine Übungsmatte als Unterlage, um Ihren Rücken zu schonen.
> Winkeln Sie Ihre Beine an, und stellen Sie Ihre Füße etwa hüftbreit nebeneinander auf. Ihre Beine stehen parallel zueinander, und Ihre Knie sind hüftbreit geöffnet. Die Arme liegen locker ausgestreckt längs neben dem Körper, die Handflächen zeigen nach oben.
> Ihr Kopf liegt in natürlicher Verlängerung der Wirbelsäule auf dem Boden. Der Blick ist zur Zimmerdecke gerichtet, das Kinn wird leicht zurückgezogen.

So wird's gemacht

> Atmen Sie ein, und spüren Sie, wie sich Ihre Bauchdecke dabei sanft hebt. Rollen Sie nun beim nächsten Ausatmen das Becken etwas hoch, indem Sie das Steißbein in Richtung Bauchnabel ziehen. Ihre Lendenwirbelsäule kommt so in direkten Kontakt mit dem Boden. Beim Einatmen rollen Sie das Becken so zurück, dass eine kleine »Brücke« unter Ihrer Lendenwirbelsäule entsteht.
> Lösen Sie die Muskelspannung wieder vollständig auf, um beim nächsten Ausatmen von vorne zu beginnen.
> Bleiben Sie nach der vierten Wiederholung noch einige Atemzüge lang auf dem Rücken liegen, spüren Sie der Wirkung der Übung nach und genießen Sie die Entspannung.

Bitte beachten Sie

>> Sie können die Wirkung der Übung noch verstärken, indem Sie den Atem beim Ausatmen mit einem langen »fff« ausströmen lassen.

>> Achten Sie darauf, beim Üben die Pomuskulatur entspannt zu lassen, damit die Kraft wirklich aus dem Beckenboden kommt.

>> Auch bei dieser Übung kommt es nur zu minimalen Bewegungen, die von außen kaum sichtbar sind. Zur besseren Wahrnehmung der Bewegung legen Sie Ihre Hände auf den Unterbauch.

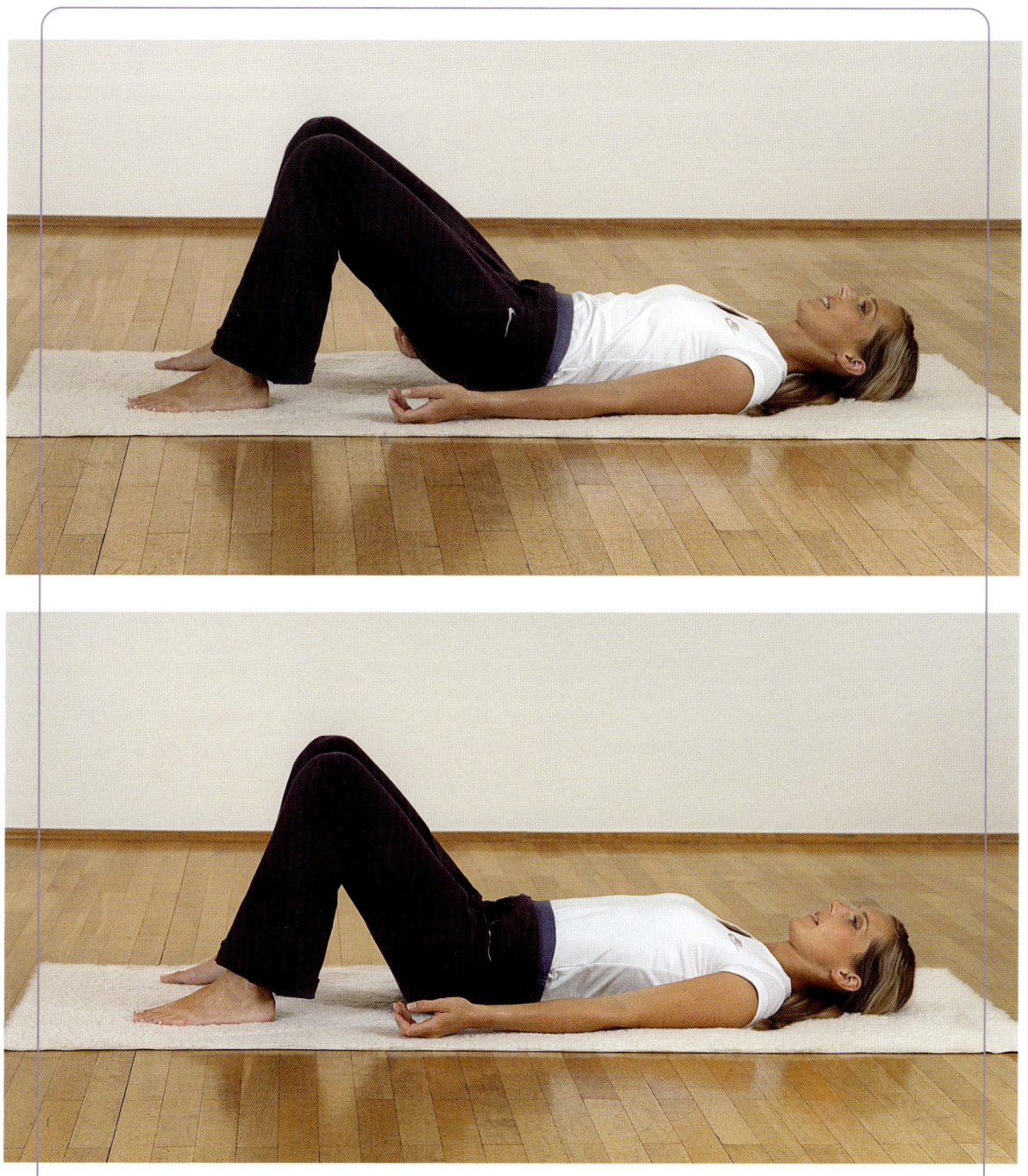

Schräge Sit-ups

Was zeichnet diese Übung aus?

Diese Übung fordert etwas mehr Körpereinsatz – dafür trainiert sie neben dem Beckenboden auch die schrägen Bauchmuskeln. Gleichzeitig fördert sie die Koordination von linker und rechter Körperhälfte.

Ausgangsstellung

> Die Übung wird im Liegen durchgeführt. Benutzen Sie am besten eine gepolsterte, aber nicht zu weiche Unterlage wie eine Übungsmatte, damit Ihr Rücken geschont wird.

> Legen Sie sich auf den Rücken, und winkeln Sie die Beine an. Ihre Füße sind etwa hüftbreit aufgestellt, die Knie zeigen gerade nach oben. Spannen Sie Ihre Bauchmuskeln leicht an, indem Sie den unteren Rücken sanft gegen den Boden drücken.

> Verschränken Sie Ihre Finger im Nacken. Die Ellbogen sind dabei weit geöffnet, Ihre Arme liegen auf der Unterlage auf.

So wird's gemacht

> Beim Ausatmen spannen Sie Ihre Beckenbodenmuskeln an. Gleichzeitig heben Sie den rechten Ellbogen und das linke Knie und ziehen Sie zueinander, sodass sie sich über Ihrer Körpermitte treffen. Der

Oberkörper hebt sich dabei etwas vom Boden ab, das Kinn bleibt an den Hals gezogen.

> Beim Einatmen lassen Sie Knie und Ellbogen wieder in die Ausgangsposition zurücksinken und ent-

---

Bitte beachten Sie

>> Diese Übung ist nicht ganz so anstrengend wie »normale« Sit-ups, aber durchaus wirkungsvoll. Achten Sie deshalb darauf, die Bewegungen langsam und bewusst auszuführen. Machen Sie lieber weniger, aber dafür korrekte Wiederholungen.

>> Achten Sie darauf, dass Sie die Beckenbodenmuskeln immer anspannen, wenn Sie ausatmen.

>> Falls Sie Ellbogen und Knie nicht ganz zusammenführen können, führen Sie die Bewegung so weit es Ihnen möglich ist durch.

>> Sie können auf sanfte Weise noch mehr Kraft aus Ihren Beckenbodenmuskeln holen, indem Sie während der Muskelanspannung die Zunge gegen den Gaumen drücken.

spannen alle Muskeln, auch die des Beckenbodens. Bei der nächsten Ausatmung ziehen Sie den linken Ellbogen und das rechte Knie zueinander.

> Wiederholen Sie dies im Wechsel vier Mal. Dann strecken Sie Arme und Beine aus und entspannen sich kurz.

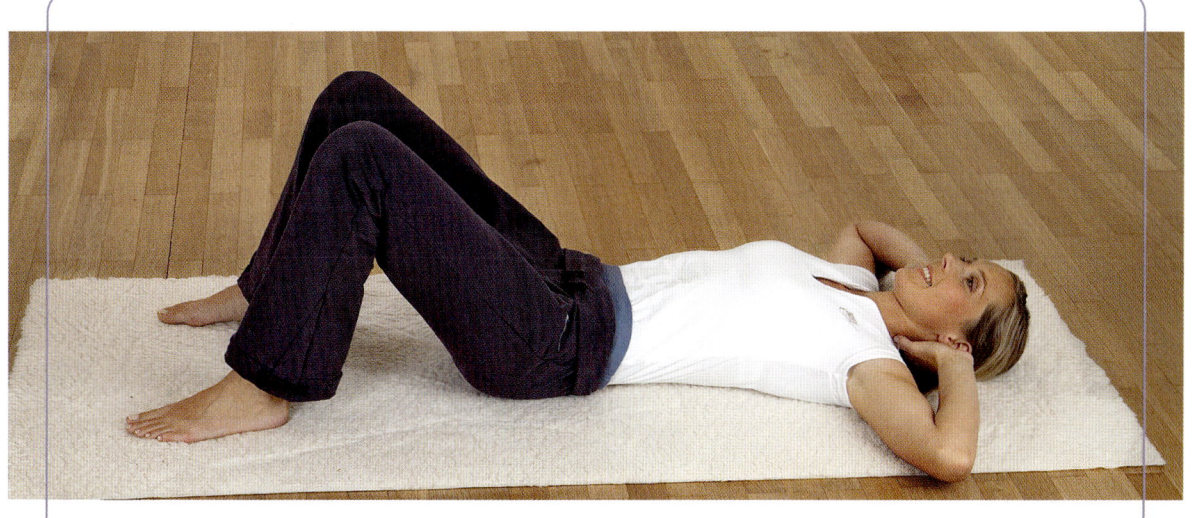

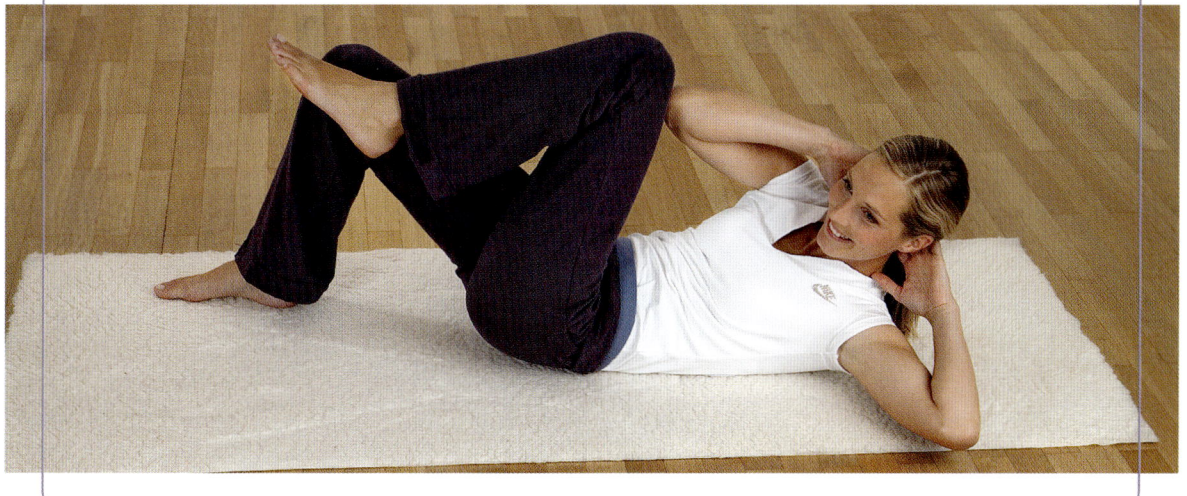

Der Skorpion

Was zeichnet diese Übung aus?

Der Skorpion stärkt gleichzeitig die Beckenbodenmuskeln und den gesamten Rücken. So hilft die Übung dabei, eine bessere Haltung zu entwickeln – und die wiederum kommt auch dem Beckenboden zugute.

Ausgangsstellung

> Diese Übung wird in der Bauchlage durchgeführt, am besten auf einer nicht zu weichen, aber gepolsterten Unterlage, zum Beispiel auf einer Übungsmatte.
> Strecken Sie sich gerade auf dem Bauch aus. Ihre Beine und Füße liegen parallel nebeneinander und sind etwa hüftbreit geöffnet.
> Ihre Arme liegen parallel nach vorne gestreckt auf der Unterlage, Ihre Handflächen zeigen nach unten. Ihre Stirn berührt den Boden.
> Strecken Sie Ihren Nacken, indem Sie das Kinn Richtung Hals ziehen.

So wird's gemacht

> Spannen Sie beim Ausatmen den Beckenboden an, und heben Sie gleichzeitig den linken Arm und das rechte Bein ein kleines Stück vom Boden ab. Strecken Sie sich dabei in der Diagonale, als ob Sie die Fingerspitzen der linken Hand und die Zehenspitzen des rechten Fußes weit auseinanderziehen wollten.
> Beim Einatmen legen Sie Ihren Arm und Ihr Bein langsam wieder auf der Unterlage ab.
> Wiederholen Sie dies vier Mal. Dann wiederholen Sie die Übung seitenverkehrt mit dem rechten Arm und dem linken Bein. Abschließend rollen Sie sich auf den Rücken und bleiben einige Atemzüge lang bequem liegen, um sich zu entspannen.

Bitte beachten Sie

>> Achten Sie darauf, den Arm und das Bein gleichmäßig und nicht zu weit zu heben, und halten Sie die Bauch- und Pomuskeln leicht gespannt, um nicht ins Hohlkreuz zu kommen.

>> Vergessen Sie nicht, vor der Anspannung Ihren Beckenboden zu aktivieren, und spüren Sie der Kraft nach, mit der er die Bewegung unterstützt. Halten Sie ihn während der Bewegung gleichmäßig unter Spannung.

>> Sobald Sie die Übung gut beherrschen, können Sie die Spannung dann auch über mehrere Atemzüge halten.

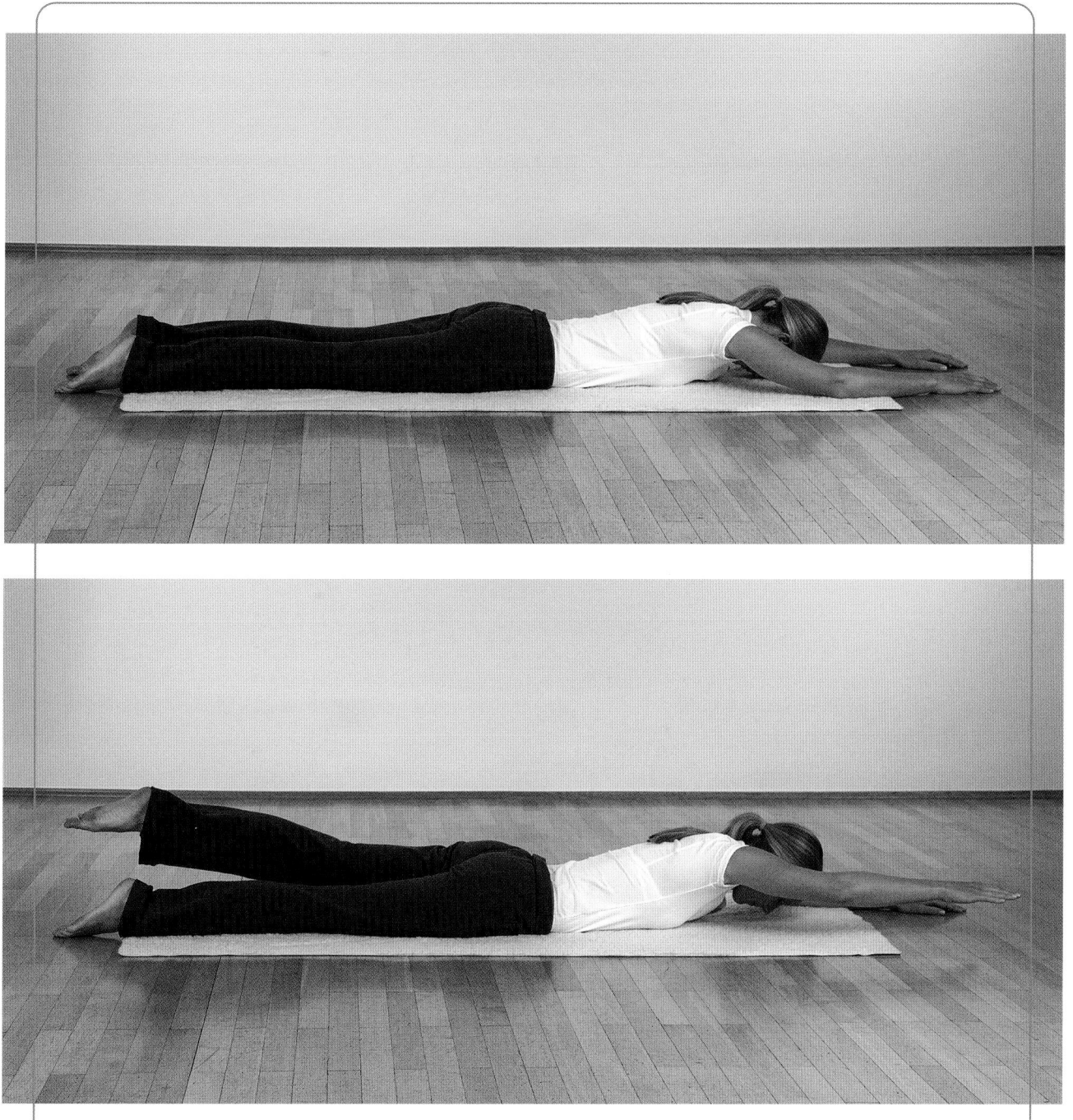

Die Brücke

Was zeichnet diese Übung aus?

Mit dieser Übung können Sie den Beckenboden gleichzeitig entlasten und trainieren. Sie ist schonend, aber dennoch sehr wirkungsvoll und stärkt neben den Beckenbodenmuskeln auch die Bauch- und Oberschenkelmuskulatur.

Ausgangsstellung

> Die Übung wird in der Rückenlage durchgeführt. Winkeln Sie die Beine an, und stellen Sie Ihre Füße etwa hüftbreit nebeneinander auf.
> Ihre Arme liegen locker ausgestreckt neben dem Körper, die Handflächen zeigen nach oben.
> Spannen Sie Ihre Bauchmuskeln leicht an, indem Sie den unteren Rücken sanft gegen den Boden drücken. Ihr Kopf liegt in der natürlichen Verlängerung der Wirbelsäule, Ihr Blick ist zur Zimmerdecke gerichtet.

So wird's gemacht

> Während Sie ausatmen, spannen Sie Ihre Beckenbodenmuskeln an und drücken Ihr Becken vom Boden weg nach oben, bis Oberschenkel, Becken und Oberkörper auf einer schrägen Linie liegen.
> Bleiben Sie zwei bis drei Atemzüge lang in dieser Position. Atmen Sie ruhig und gleichmäßig, und spüren Sie die Spannung in Ihrem Becken.

Bitte beachten Sie

>> Achten Sie darauf, die Bewegung niemals mit Schwung, sondern nur mit der Kraft Ihrer Muskeln durchzuführen – heben Sie Ihr Becken langsam und bewusst in die Höhe.
>> Lassen Sie Ihren Atem während der gesamten Übung frei fließen, und halten Sie keinesfalls die Luft an.
>> Sie können Ihre Beckenbodenmuskeln unterstützen, indem Sie Ihre Zunge fest gegen den Gaumen drücken, während Sie Ihr Becken in der Luft halten.
>> Falls Ihnen die Übung anfangs sehr schwerfällt, können Sie Ihr Becken auch nach dem Hochdrücken gleich mit dem nächsten Einatmen wieder auf den Boden sinken lassen. Versuchen Sie jedoch, es nach und nach wenigstens für einen zusätzlichen Atemzug oben zu halten.

> Lassen Sie Ihr Becken dann langsam und kontrolliert wieder auf den Boden zurücksinken.
> Wiederholen Sie dies mindestens vier Mal. Danach strecken Sie sich bequem auf dem Boden aus und bleiben noch kurz entspannt liegen.

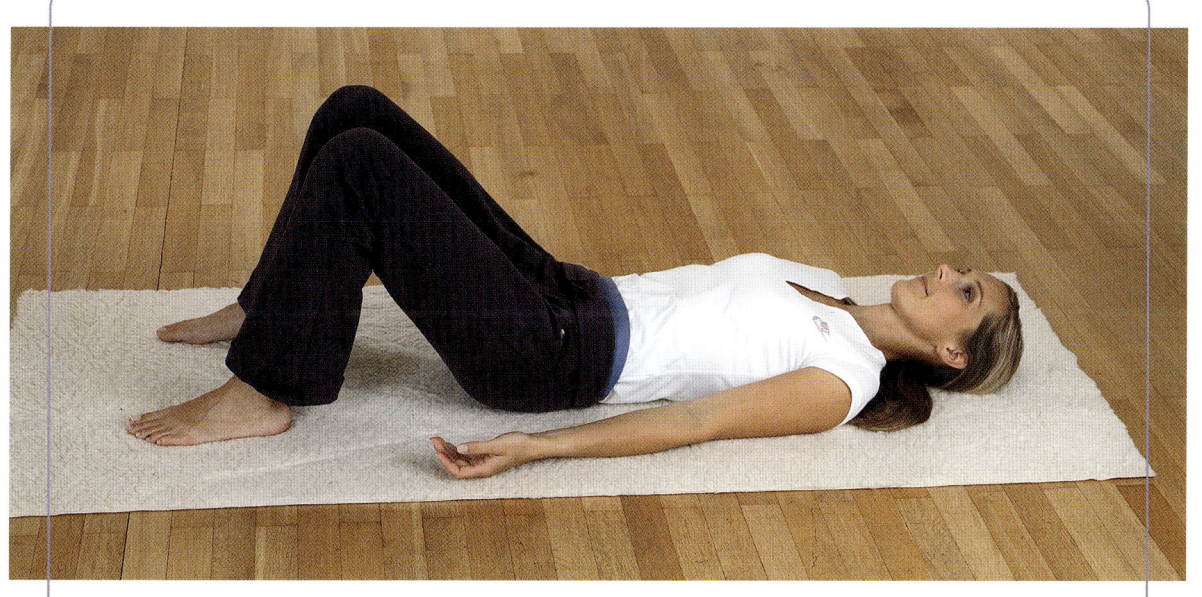

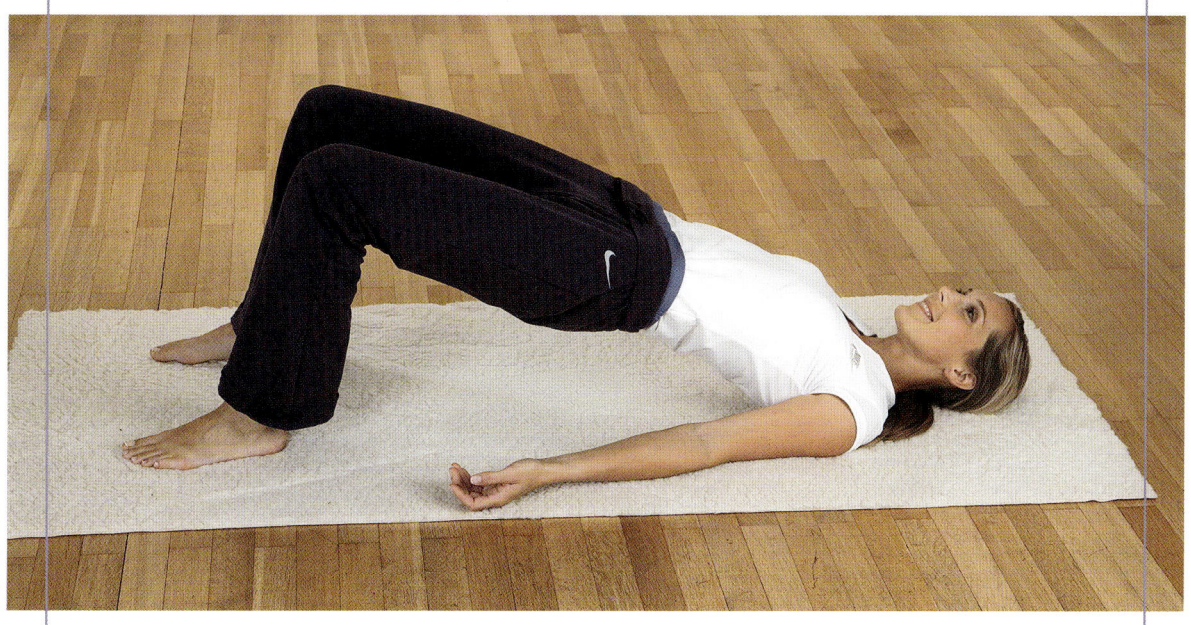

Vierfüßlerbrücke

Was zeichnet diese Übung aus?

Bei dieser Übung werden neben dem Beckenboden auch die Bauchmuskeln gekräftigt. Aber selbst die Schulter- und Rückenmuskulatur profitiert von dieser Technik.

Ausgangsstellung

> Durchgeführt wird die Übung im Vierfüßlerstand. Trainieren Sie am besten auf dem Boden. Ein weicher Teppich ist als Unterlage ideal.

> Lassen Sie sich auf Ihre Knie und Handflächen nieder. Ihre Knie sind etwa hüftbreit geöffnet, die Oberschenkel stehen senkrecht unter den Hüften.

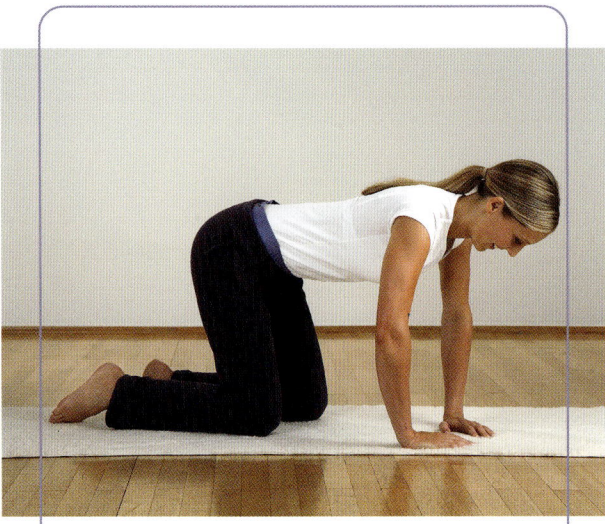

Die Unterschenkel liegen parallel nebeneinander und die Zehenspitzen sind gestreckt, sodass die Fußrücken flach auf dem Boden liegen.

> Ihre Hände befinden sich direkt unter Ihren Schultern. Strecken Sie Ihre Ellbogen nicht völlig durch, um

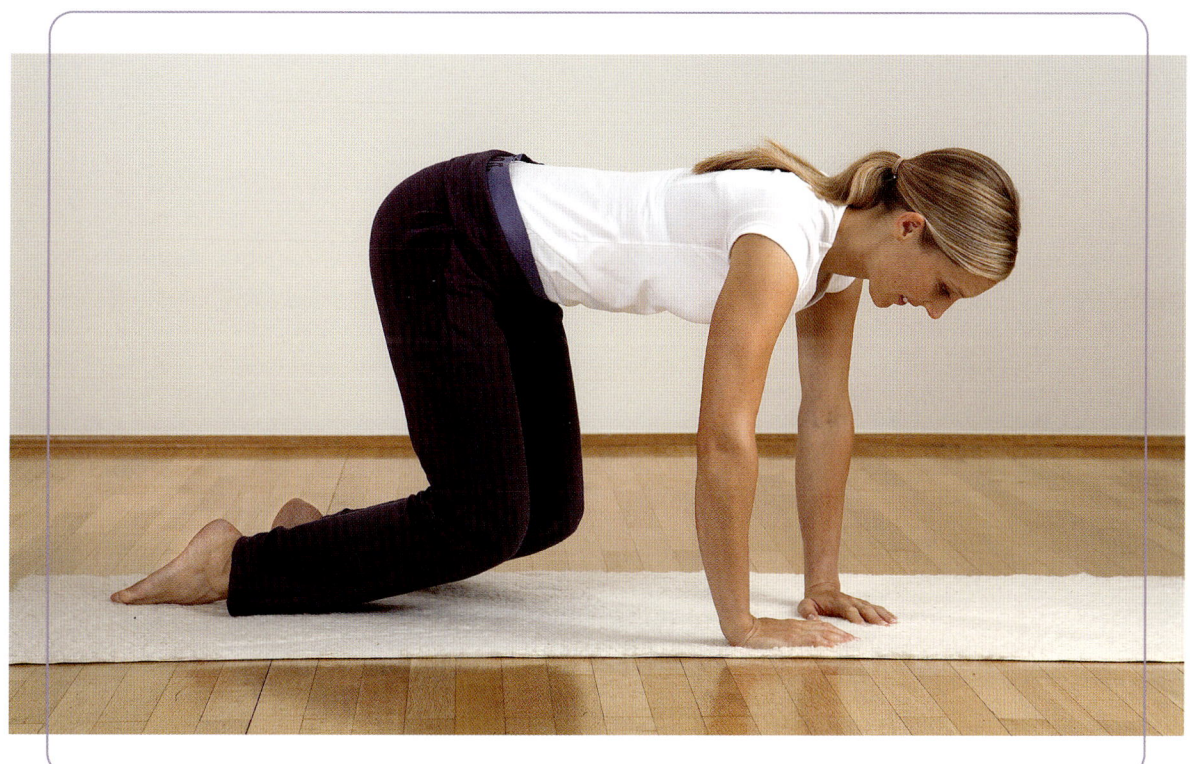

die Gelenke zu schonen. Ihre Fingerspitzen zeigen schräg nach vorn.

> Rücken und Kopf bilden eine gerade Linie, der Kopf wird in der natürlichen Verlängerung der Wirbelsäule gehalten. Ihr Blick ist auf den Boden gerichtet. Die Bauch- und Gesäßmuskeln bleiben leicht angespannt.

So wird's gemacht

> Beim Ausatmen spannen Sie Ihren Beckenboden an. Gleichzeitig drücken Sie sich mit den Fußrücken vom Boden ab, sodass sich Ihre Knie ein kleines Stück in die Luft heben.

> Beim Einatmen senken Sie Ihre Knie wieder, die den Boden jedoch nicht berühren sollen. Wiederholen Sie die Übung sofort, ohne die Knie abzusetzen.

> Nach der vierten Wiederholung lösen Sie die Stellung auf. Gehen Sie in den Fersensitz, oder legen Sie sich kurz auf den Rücken, um sich zu entspannen und der Wirkung nachzuspüren.

Räkelnde Katze

Was zeichnet diese Übung aus?

Diese Übung bringt Sie rundum in Form: Sie kräftigt nicht nur den Beckenboden, sondern zusätzlich auch den Bauch, den Rücken, den Po und die Oberschenkel. Daher ist sie ideal für eine gute Haltung!

Ausgangsstellung

> Bei dieser Übung beginnen Sie im Vierfüßlerstand. Günstig ist eine Übungsmatte, auf der Ihre Hände nicht wegrutschen können und Ihre Knie geschont werden.
> Lassen Sie sich auf Ihren Knien und Händen nieder. Die Knie stehen etwa hüftbreit nebeneinander, die

Bitte beachten Sie

>> Spannen Sie bei jedem Ausatmen den Beckenboden bewusst an.
>> Führen Sie die Bewegung langsam und kontrolliert durch, und heben Sie Ihren Arm und Ihr Bein auf keinen Fall mit Schwung an.
>> Achten Sie darauf, während der Übung weder die Schultern hochzuziehen noch ins Hohlkreuz zu fallen.
>> Bei Kniebeschwerden sollten Sie ein weiches Kissen unterlegen.

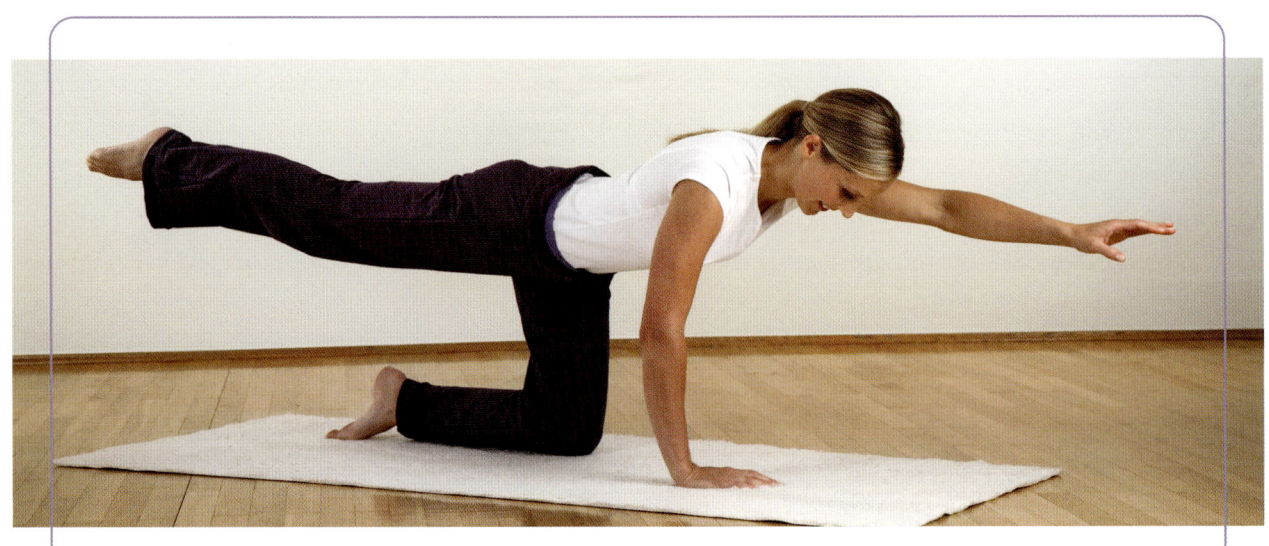

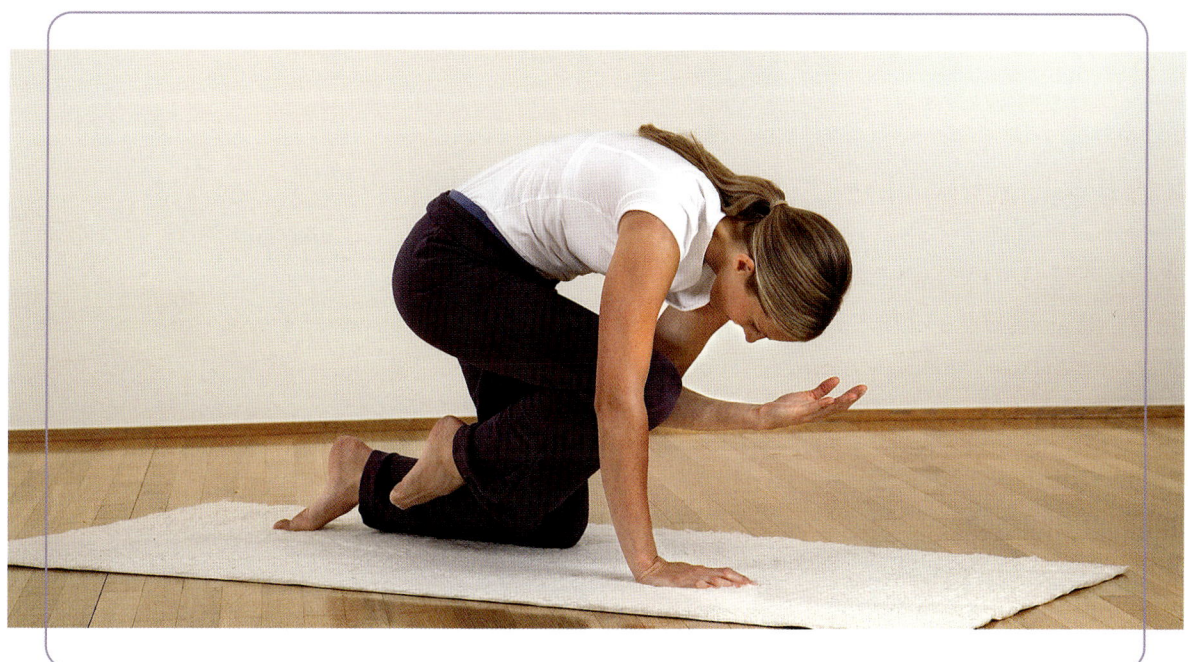

Unterschenkel weisen parallel nach hinten, Ihre Fußrücken liegen nach hinten ausgestreckt auf dem Boden.

> Spannen Sie die Bauchmuskeln an, um Ihren Rücken zu stabilisieren. Halten Sie den Kopf in natürlicher Verlängerung der Wirbelsäule, Ihr Blick ist auf den Boden gerichtet.

> Stellen Sie Ihre Hände schulterbreit nebeneinander. Die Schultern befinden sich dabei senkrecht über den Händen. Die geschlossenen Finger weisen nach vorne und die Arme werden nicht ganz durchgedrückt.

> Dann spannen Sie den Beckenboden an und heben Ihren linken Arm und Ihr rechtes Bein gestreckt an, sodass Arm, Kopf, Rücken und Bein auf einer waagerechten Linie liegen.

So wird's gemacht

> Atmen Sie aus, und führen Sie dabei Ihren linken Ellbogen und Ihr rechtes Knie unter Ihrem Bauch zusammen. Der Rücken wird dabei rund gemacht. Spannen Sie Ihren Beckenboden gleichzeitig bewusst noch etwas stärker an.

> Beim Einatmen strecken Sie Ihren Arm und Ihr Bein wieder nach vorne bzw. hinten in die Ausgangsposition, auch Ihr Rücken und Ihr Kopf bilden wieder eine gerade Linie.

> Dann wiederholen Sie die gesamte Übung seitenverkehrt mit dem rechten Arm und dem linken Bein. Nach der letzten Wiederholung legen Sie sich auf den Rücken, um einige Male tief durchzuatmen und sich ganz zu entspannen.

Klick – klack – klock

Was zeichnet diese Übung aus?

Durch die Silben *klick – klack – klock* werden auf reflektorischem Weg der Beckenboden und die Bauchmuskeln aktiviert.
Gleichzeitig hilft Ihnen diese Übung, Ihren Beckenboden bewusster wahrzunehmen, und sie kann die Lage der Beckenorgane verbessern.

Ausgangsstellung

> Diese Übung wird im Knie-Ellbogen-Stand durchgeführt. Am besten trainieren Sie auf einer weichen Unterlage, beispielsweise einem dicken Teppich.
> Lassen Sie sich zunächst im Vierfüßlerstand auf Knien und Händen nieder. Legen Sie dann Ihre Unterarme auf dem Boden ab und verschränken Sie die Arme, sodass Ihre rechte Hand neben Ihrem linken Ellbogen und Ihre linke Hand neben Ihrem rechten Ellbogen liegt. Nun können Sie Ihre Stirn auf Ihren Unterarmen ablegen.
> Ihre Knie stehen etwas weiter als hüftbreit auseinander, die Unterschenkel weisen parallel nach hinten, die Fußoberseiten liegen nach hinten ausgestreckt auf dem Boden.
> Lassen Sie Ihren Bauch und Ihr Becken locker hängen, und atmen Sie ruhig und gleichmäßig bis tief in den Bauch hinein.

So wird's gemacht

> Lenken Sie Ihre Aufmerksamkeit in Ihr Becken. Sprechen Sie dann laut und explosiv die Silben *klick – klack – klock*, jeweils mit einer kurzen Pause dazwischen.
> Spüren Sie, wie die Laute aus dem Bauch heraus entstehen und wie Ihr Beckenboden dabei leicht nach innen schwingt.
> Wiederholen Sie die Übung mindestens vier Mal, und rollen Sie sich danach bequem auf den Rücken, um noch einige Atemzüge lang der Wirkung nachzuspüren.

Bitte beachten Sie

>> Spüren Sie in den Pausen zwischen den Lauten bewusst ihrem Nachhall im Beckenraum nach.
>> Sie verstärken die Wirkung, indem Sie bei jeder Silbe das Steißbein ein Stück Richtung Schambein ziehen.
>> Als Miniübung können Sie die Silben *klick – klack – klock* auch ohne die entsprechende Haltung zwischendurch im Alltag einsetzen – sprechen Sie sie dafür laut und möglichst explosiv und zackig aus.

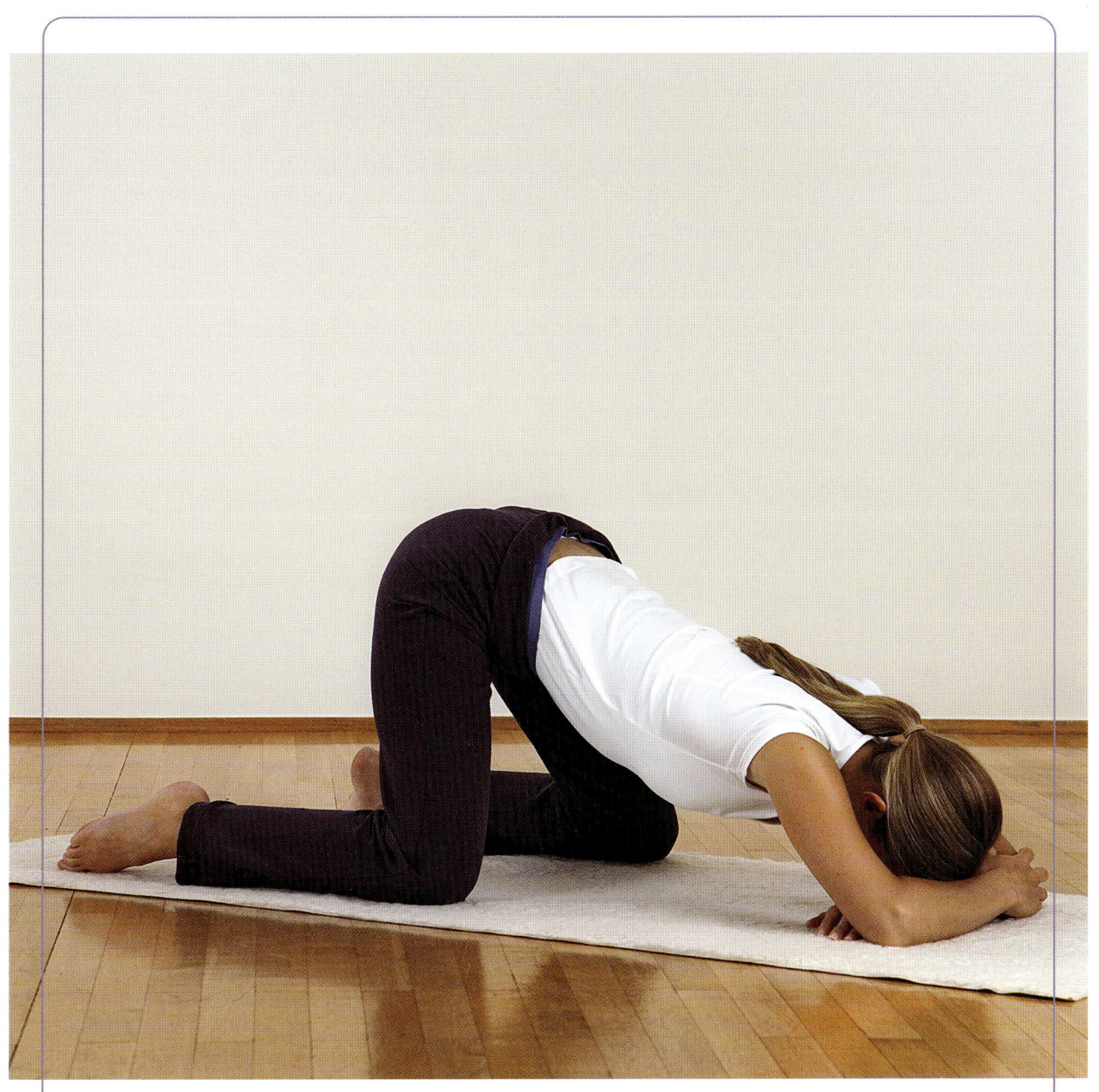

Beckenkreisen

Was zeichnet diese Übung aus?

Diese Übung kräftigt neben dem Beckenboden auch die Rückenmuskulatur. Sie macht das Becken beweglicher und kann zudem bei Kreuzschmerzen für Linderung sorgen.

Ausgangsstellung

> Auch diese Übung wird im Knie-Ellbogen-Stand durchgeführt – am besten auf einer festen, aber gut gepolsterten Unterlage.

> Lassen Sie sich im Vierfüßlerstand auf Knien und Händen nieder. Ihre Knie stehen etwa hüftbreit nebeneinander, die Unterschenkel weisen parallel nach hinten, die Fußoberseiten sind nach hinten ausgestreckt.

> Legen Sie dann Ihre Unterarme auf dem Boden ab, sodass Ihre Handflächen übereinander liegen, und stützen Sie sich mit der Stirn auf den Händen ab. Ihren Bauch und Ihr Becken lassen Sie dabei locker durchhängen.

So wird's gemacht

> Lenken Sie Ihre Aufmerksamkeit in Ihr Becken, und konzentrieren Sie sich auf Ihr Steißbein. Bewegen Sie Ihr Steißbein nun in kleinen Kreisen im Uhrzeigersinn, als würden Sie damit einen Kreis an eine Wand zeichnen wollen.

> Lassen Sie die Kreise langsam größer werden, während Sie mindestens zehn Mal mit dem Becken rotieren. Dann wechseln Sie die Richtung und zeichnen ebenso viele Kreise gegen den Uhrzeigersinn – wieder zuerst klein, dann immer größer werdend.

Bitte beachten Sie

>> Bleiben Sie mit Ihrer Aufmerksamkeit während der gesamten Übung bei Ihrem Steißbein – dies ist die Stelle, mit der Sie Ihre Kreise ziehen.

>> Um Ihr Becken noch beweglicher zu machen, können Sie außer den Kreisen auch andere Figuren zeichnen, beispielsweise eine liegende Acht oder einen Stern.

>> Verteilen Sie Ihr Gewicht gleichmäßig auf Arme und Beine, und achten Sie darauf, dass Ihre Oberschenkel auch während der Übung so gut wie möglich in der Senkrechten bleiben.

>> Atmen Sie während der gesamten Übung entspannt und gleichmäßig weiter. Eine anspruchsvolle Variante: Schnalzen Sie dabei mit der Zunge oder atmen Sie auf »fff« aus.

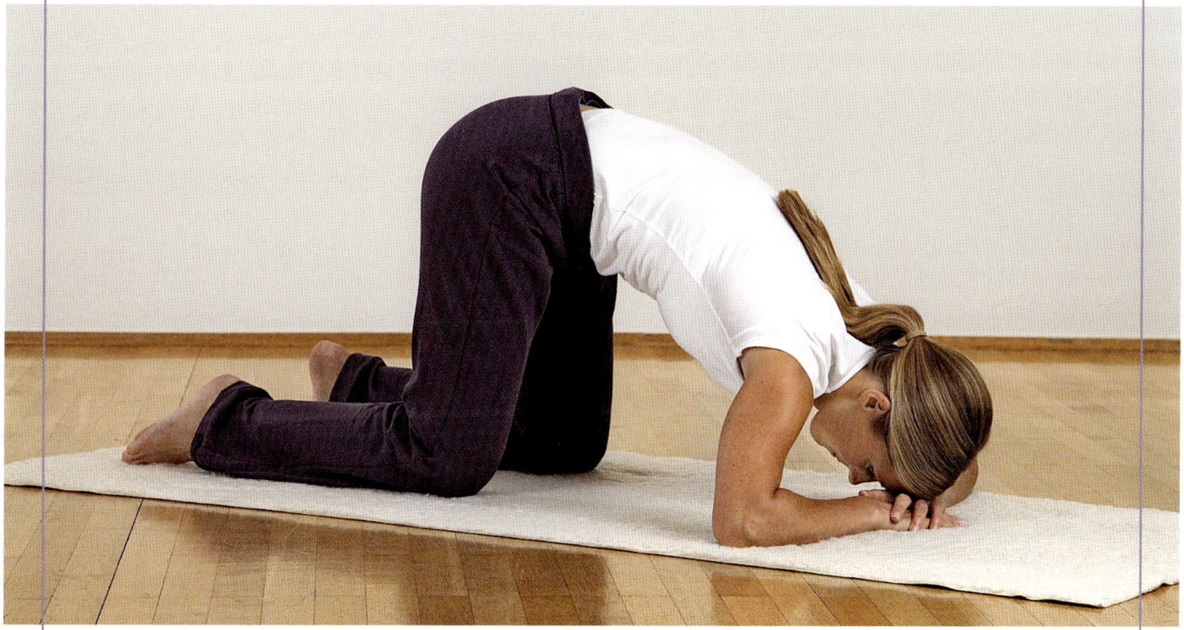

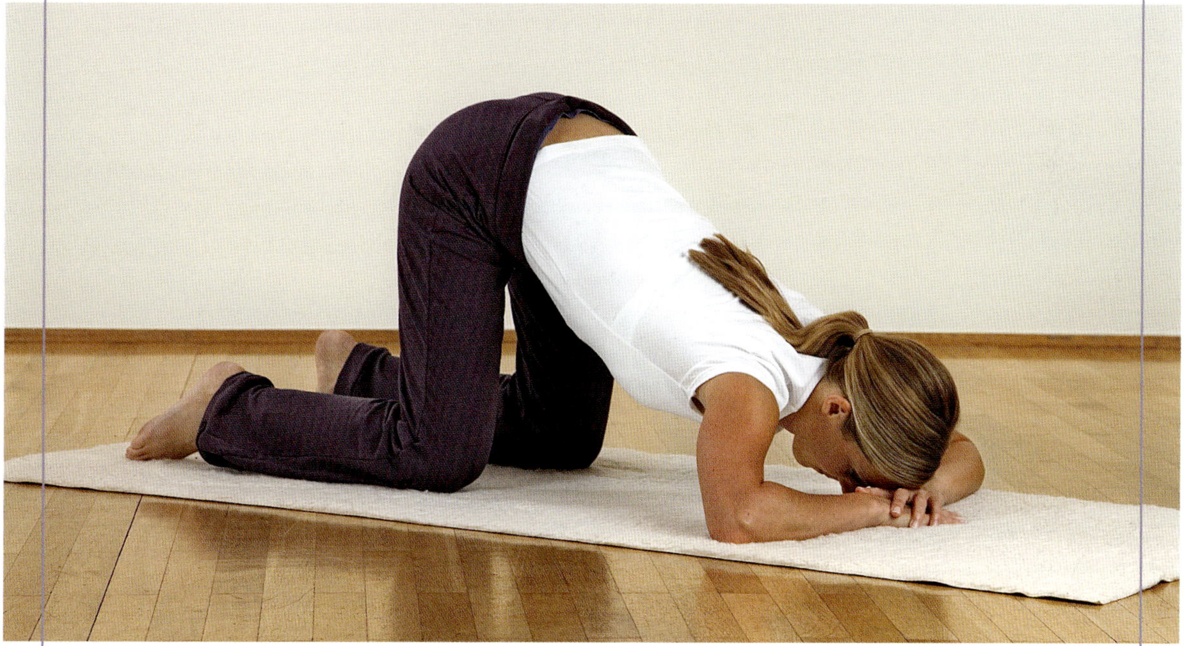

Hand-Knie-Schub

Was zeichnet diese Übung aus?

Mit dieser Übung kräftigen Sie auf einfachste Weise sowohl die Beckenboden- als auch die Bauchmuskeln. Sie lässt sich fast überall durchführen und ist somit ideal, um Ihrem Beckenboden zwischendurch schnell einmal etwas Gutes zu tun.

Ausgangsstellung

> Diese Übung führen Sie im Sitzen durch. Setzen Sie sich aufrecht auf einen Stuhl, richten Sie den Brustkorb auf und spannen Sie die Bauchmuskeln etwas an – so können Sie den Rücken besser gerade halten, und Sie fallen nicht so leicht ins Hohlkreuz.
> Ihre Füße stehen etwa hüftbreit nebeneinander flach auf dem Boden, die Knie befinden sich senkrecht über den Füßen. Ihr Becken ist aufgerichtet, und Sie sitzen spürbar auf Ihren Sitzhöckern.
> Richten Sie Ihren Nacken auf: Ziehen Sie Ihr Kinn leicht zurück, und stellen Sie sich vor, dass Sie am höchsten Punkt Ihres Kopfes sanft nach oben gezogen werden. Ihr Blick ist entspannt geradeaus gerichtet.
> Ihre Arme hängen locker neben dem Körper herab.
> Heben Sie das linke Knie etwa auf Höhe des Bauchnabels vor die Körpermitte, und legen Sie Ihre rechte Handfläche seitlich dagegen.

So wird's gemacht

> Atmen Sie aus, und spannen Sie dabei den Beckenboden an. Dabei drücken Sie mit Ihrer Hand gegen das Knie, als wollten Sie es schräg nach vorne wegschieben, und halten gleichzeitig mit dem Knie dagegen, sodass es sich nicht bewegt.
> Wenn Sie einatmen, lösen Sie den Druck und die Muskelspannung wieder.
> Nach der vierten Wiederholung stellen Sie Ihr Bein wieder auf den Boden, schütteln den Arm kurz aus und entspannen sich für einige Atemzüge. Dann wiederholen Sie die Übung zur anderen Seite, mit dem rechten Bein und der linken Hand.

Bitte beachten Sie

>> Dies ist eine isometrische Übung, bei der keine Bewegung stattfindet. Achten Sie darauf, dass Ihr Knie und Ihre Hand nur gegeneinanderdrücken, ohne sich zu verschieben.

>> Führen Sie die Übung stets zu beiden Seiten gleich oft und gleich intensiv durch.

>> Sie können die Wirkung der Übung verstärken, indem Sie dabei hörbar auf »fff« oder »schsch« ausatmen.

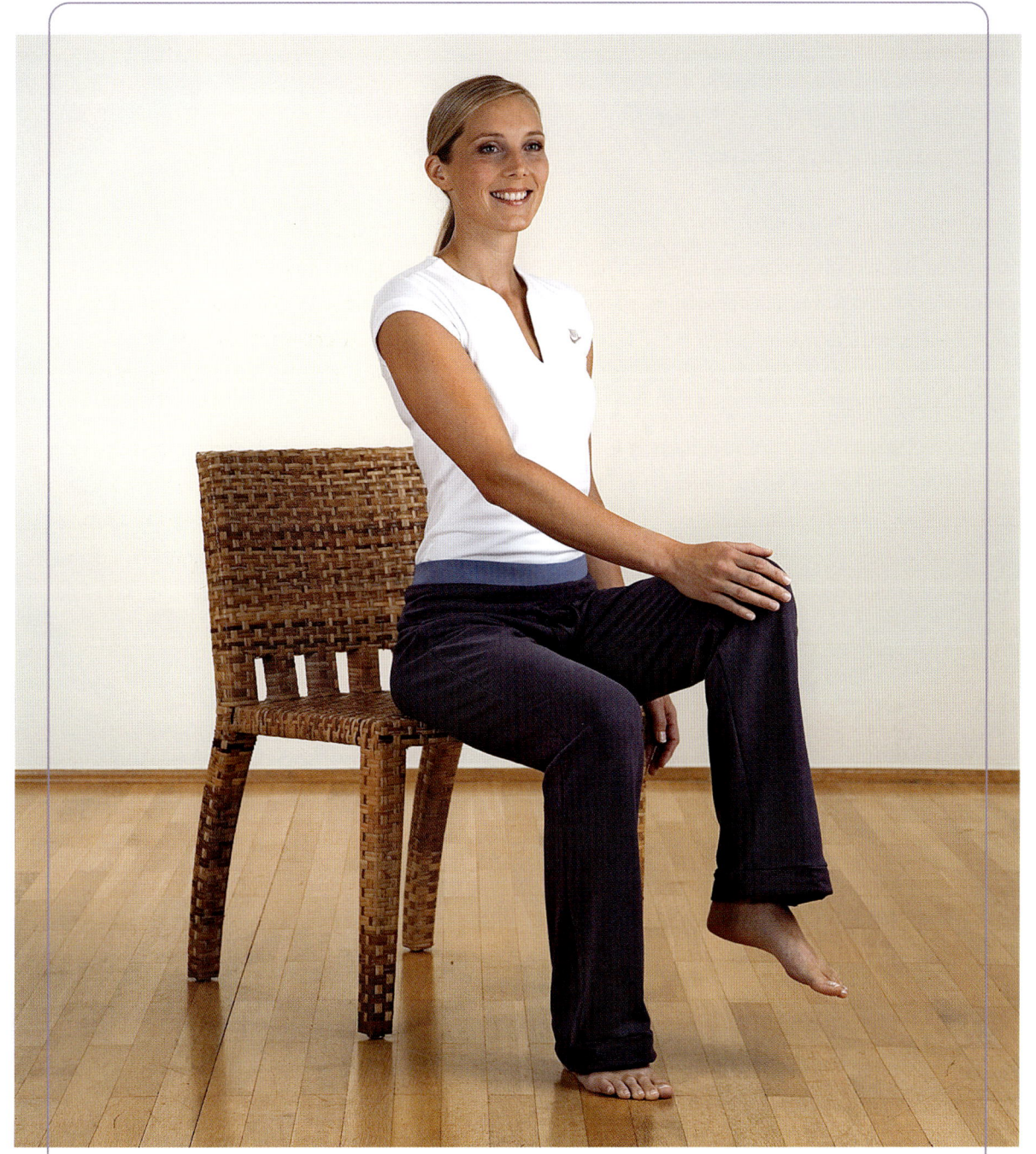

Die Sonne umarmen

Was zeichnet diese Übung aus?

Auch diese Übung kräftigt den Beckenboden und die Bauchmuskeln. Gleichzeitig hilft Sie Ihnen dabei, eine bessere Haltung zu entwickeln.

Ausgangsstellung

> Die Übung wird im Sitzen durchgeführt. Sie eignet sich fürs Sofa ebenso wie für den Bürostuhl.

> Setzen Sie sich aufrecht hin, heben Sie Ihren Brustkorb und spannen Sie die Bauchmuskeln leicht an, um nicht ins Hohlkreuz zu kommen. Richten Sie Ihren Nacken auf: Ziehen Sie das Kinn leicht zurück, und stellen Sie sich vor, Sie würden am höchsten Punkt Ihres Kopfes sanft nach oben gezogen. Ihr Blick ist gerade nach vorne gerichtet.

> Ihre Füße stehen hüftbreit nebeneinander, die Knie sind ebenfalls hüftbreit geöffnet. Richten Sie Ihr Becken auf, sodass Sie auf den Sitzhöckern sitzen.

> Ziehen Sie das rechte Knie nach oben, bis Sie es bequem mit beiden Händen umfassen und halten können, ohne sich dabei vorbeugen zu müssen.

So wird's gemacht

> Atmen Sie aus, und spannen Sie dabei Ihre Beckenbodenmuskeln leicht an. Gleichzeitig heben Sie Ihre Arme über den Kopf, als ob Sie die Sonne umarmen

wollten. Ihr Knie bleibt dabei in seiner Position vor Ihrem Körper.

> Beim Einatmen schließen Sie die Hände wieder in der Ausgangsstellung um Ihr Knie, sodass Sie die Muskelspannung etwas lösen können.

> Nach der vierten Wiederholung stellen Sie Ihr Bein ab und senken die Arme. Schütteln Sie sie aus, und atmen Sie einige Male tief ein und aus. Dann wiederholen Sie die Übung ebenso oft zur anderen Seite.

Bitte beachten Sie

>> Achten Sie während der gesamten Übung auf eine aufrechte Haltung.

>> Ihr Beckenboden kann mehr Kraft entwickeln, wenn Sie beim Ausatmen und Anspannen Ihre Zunge gegen den Gaumen drücken. Gleichzeitig wird die Übung so intensiver.

>> Die Übung ist noch wirkungsvoller, wenn Sie Ihren Oberkörper jedes Mal, wenn Sie die Arme heben, leicht nach hinten neigen. Rücken und Kopf bleiben dabei in einer geraden Linie.

>> Versuchen Sie, die Spannung im Beckenboden über mehrere Atemzüge zu halten.

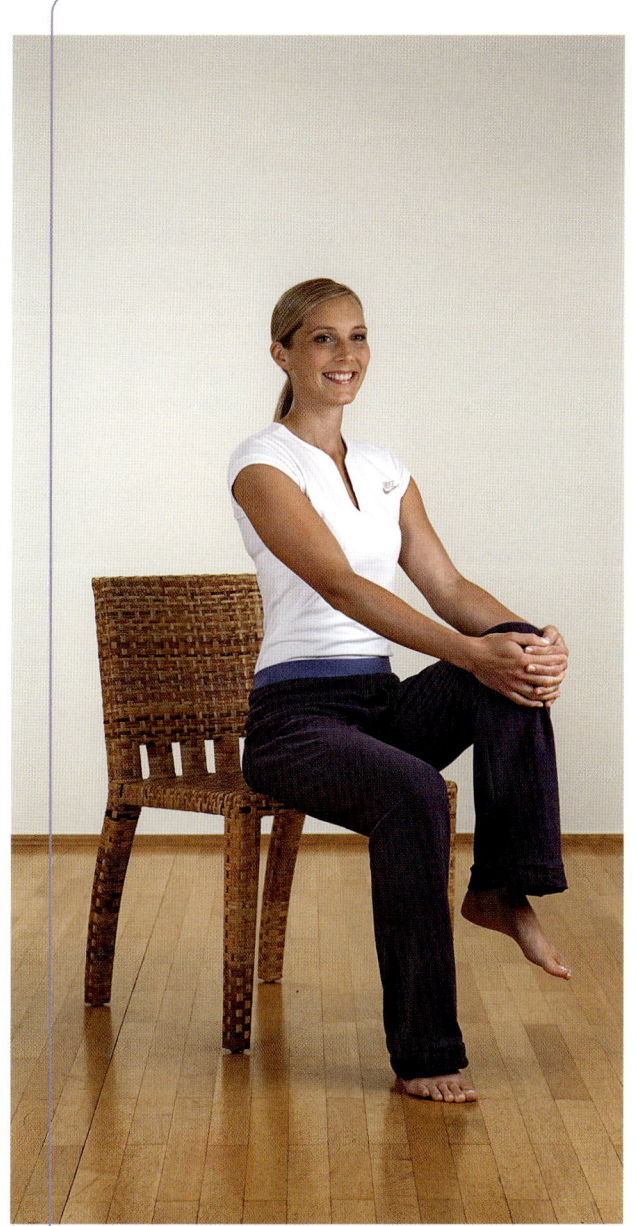
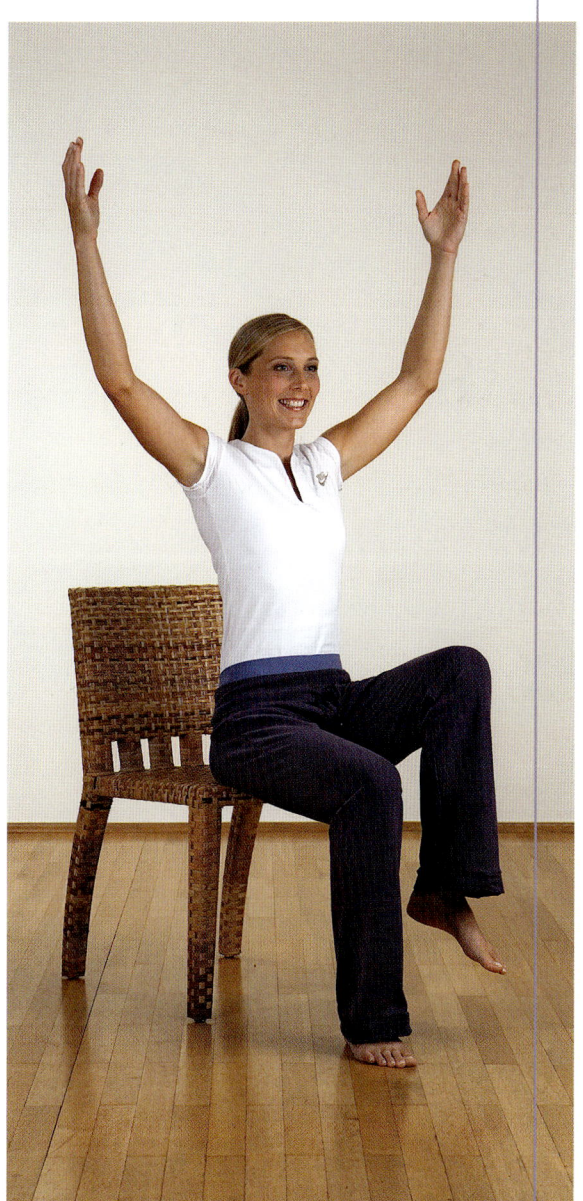

Die Schraube

Was zeichnet diese Übung aus?

Bei dieser Übung trainieren Sie Ihren Beckenboden in einer zur Seite gedrehten Haltung. Dies stärkt ihn für die vielen abwechslungsreichen Bewegungen, die der Alltag mit sich bringt.

Ausgangsstellung

> Die Übung wird im Sitzen durchgeführt. Sie benötigen dafür einen Stuhl mit festem Stand – ein drehbarer Bürostuhl macht es schwer, die Übung korrekt durchzuführen.

> Setzen Sie sich aufrecht hin, richten Sie Ihr Becken auf, sodass Sie die Sitzhöcker spüren, und spannen Sie die Bauchmuskeln etwas an – so können Sie den Rücken besser gerade halten, und Sie fallen nicht so leicht ins Hohlkreuz.

> Ihre Füße stehen etwa hüftbreit flach auf dem Boden, und Ihre Knie sind ebenfalls hüftbreit geöffnet.

> Richten Sie Ihren Brustkorb und Ihren Nacken auf: Ziehen Sie die Schulterblätter leicht nach hinten und in Richtung Po, und nehmen Sie Ihr Kinn etwas zurück.

> Ihre Arme hängen locker neben dem Körper herab.

So wird's gemacht

> Drehen Sie Ihren Oberkörper etwa um 45° nach rechts, während Sie ihn weiterhin aufrecht halten.

> Legen Sie Ihren linken Handrücken auf die Außenseite Ihres rechten Oberschenkels, möglichst nahe an Ihr Knie.

> Atmen Sie aus, und spannen Sie dabei kräftig die Muskeln Ihres Beckenbodens an: Zuerst die äußerste Muskelschicht anspannen, dann die Sitzhöcker zueinander und schließlich das Steißbein in Richtung Schambein ziehen. Gleichzeitig drücken Sie das rechte Knie gegen die linke Hand.

> Beim Einatmen lösen Sie die Muskelspannung wieder etwas, behalten die gedrehte Position aber bei.

Bitte beachten Sie

>> Sie können die Wirkung dieser Übung auf einfache Weise verstärken, indem Sie laut auf »fff« ausatmen oder mit der Zunge schnalzen.

>> Achten Sie während der Übung darauf, Rücken und Nacken aufrecht zu lassen – so trainieren Sie gleichzeitig eine bessere Haltung, die den Beckenboden im Alltag schützt.

>> Versuchen Sie mit mehr Training, die Beckenbodenspannung über mehrere Atemzüge beizubehalten.

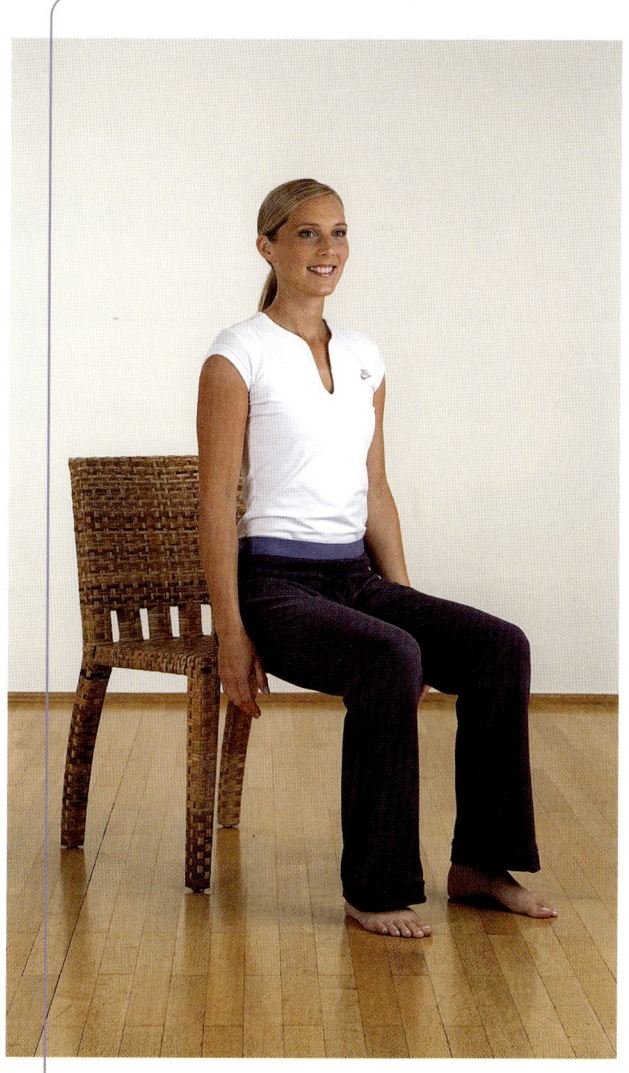
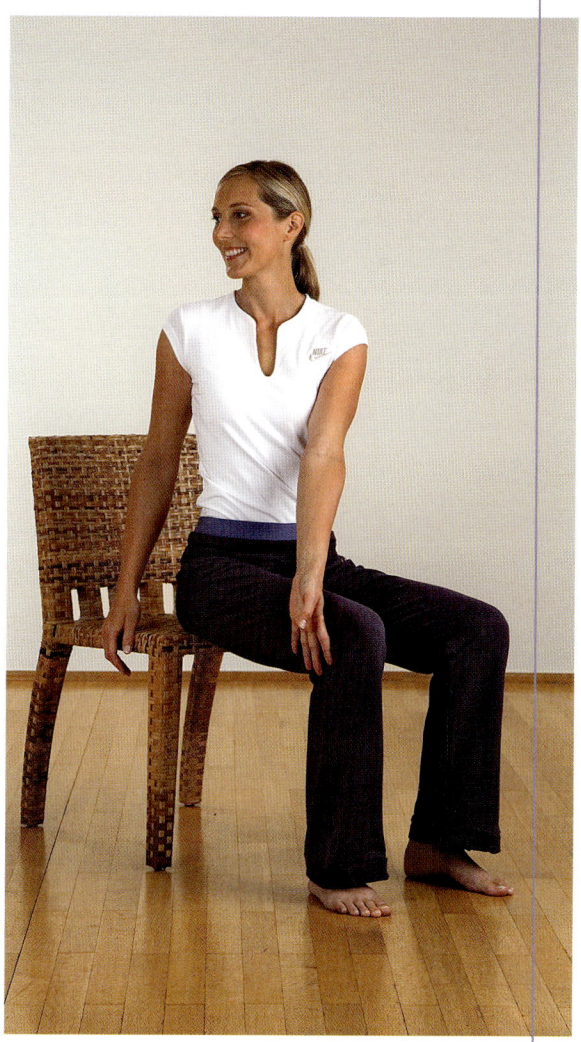

> Nach der vierten Wiederholung lösen Sie die Stellung auf. Bleiben Sie aufrecht sitzen, und entspannen Sie sich kurz, bevor Sie die Übung zur anderen Seite wiederholen.

Balance im Sitzen

Was zeichnet diese Übung aus?

Auch diese Übung trainiert den Beckenboden in Aktion: Da nur ein Fuß Bodenkontakt hat, helfen die Beckenbodenmuskeln ganz automatisch dabei, das Gleichgewicht zu halten.

Ausgangsstellung

> Sie führen die Übung im Sitzen durch. Am besten eignet sich ein stabiler Stuhl mit ungepolsterter Sitzfläche.

> Setzen Sie sich aufrecht hin, und richten Sie Ihr Becken auf. Erspüren Sie Ihre Sitzhöcker, und balancieren Sie Ihren Körper auf ihnen aus. Richten Sie Ihren Brustkorb auf, als würden Sie eine Brosche am Ausschnitt präsentieren – das fällt leichter, wenn Sie die Schulterblätter sanft zur Wirbelsäule und in Richtung Po ziehen.

> Richten Sie auch Ihren Nacken auf, und stellen Sie sich vor, dass Sie am höchsten Punkt Ihres Kopfes sanft nach oben gezogen würden. Ihr Blick ist entspannt geradeaus gerichtet. Ihre Arme hängen locker neben dem Körper herab.

> Stellen Sie Ihre Füße hüftbreit nebeneinander. Auch Ihre Knie sind hüftbreit geöffnet. Ober- und Unterschenkel bilden einen rechten Winkel. Die Knie befinden sich senkrecht über den Füßen.

Bitte beachten Sie

>> Achten Sie während der gesamten Übung auf Ihre aufrechte Haltung, und bleiben Sie auf Ihren Sitzhöckern in Balance. Falls nötig, können Sie auch Ihre Hände in der Taille aufstützen.

>> Heben Sie Ihr Bein nur so weit an, wie es bei aufrechter Haltung möglich ist. Ihr Becken sollte dabei keinesfalls nach hinten kippen.

>> Wenn Sie die Übung schon sicher beherrschen, können Sie auch auf einem drehbaren Bürostuhl üben – dann sorgt die Beweglichkeit der Sitzfläche für einen zusätzlichen Trainingseffekt.

> Heben Sie Ihren rechten Fuß ein Stück vom Boden ab – gerade so weit, dass Sie weiterhin aufrecht sitzen können.

So wird's gemacht

> Atmen Sie aus, und spannen Sie dabei Ihre Beckenbodenmuskeln an: die äußere Schicht, die mittlere, die die Sitzhöcker verbindet, sowie die innere Schicht zwischen Steißbein und Schambein.

> Nach einigen Atemzügen stellen Sie Ihren Fuß wieder auf dem Boden ab und lösen die Spannung im Beckenboden auf.

> Entspannen Sie sich ein wenig, und wiederholen Sie die Übung anschließend ebenso oft zur anderen Seite.

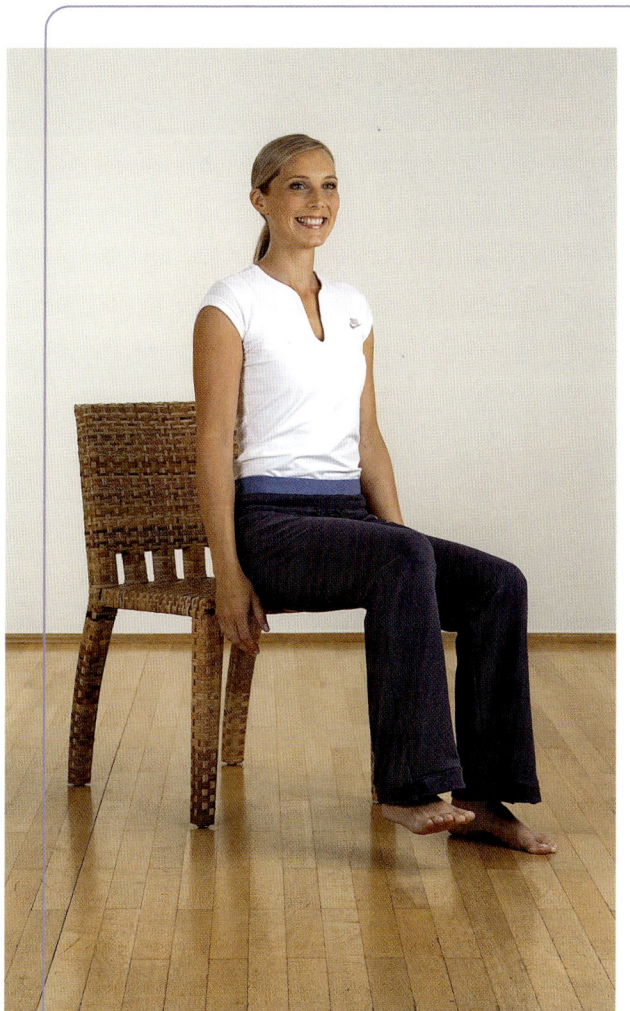
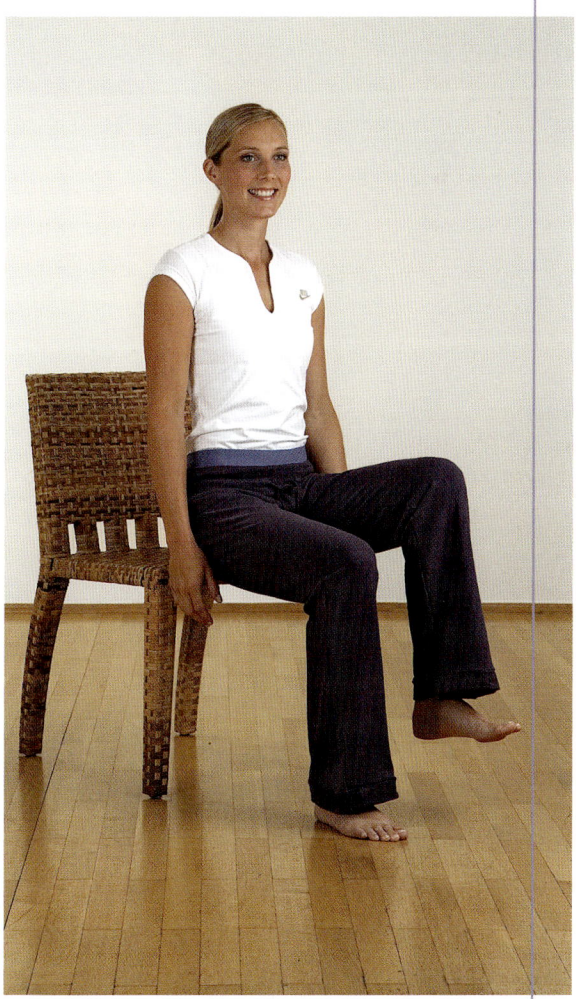

Beckenschaukel im Stehen

Was zeichnet diese Übung aus?

Diese Übung hilft Ihnen dabei, Ihr Becken beweglicher zu machen. Sie wirkt sich bis in den Rücken hinein aus, der ebenfalls flexibler wird. Das ist nicht nur gut für den Beckenboden, sondern es verhilft Ihnen darüber hinaus zu einer besseren Haltung und einem geschmeidigeren Gang.

Ausgangsstellung

> Die Übung wird im Stehen durchgeführt. Sie brauchen dafür nichts weiter als ein wenig Platz und einige Minuten Ruhe.

> Stellen Sie sich aufrecht hin. Ihre Füße stehen etwa hüftbreit nebeneinander, die Zehenspitzen zeigen nach vorne. Ihre Knie sind leicht gebeugt.

> Richten Sie Ihren Rücken und Ihren Nacken auf, indem Sie den Brustkorb anheben und das Kinn leicht zurückziehen. Stellen Sie sich vor, dass Sie von einem Faden am höchsten Punkt Ihres Kopfes sanft nach oben gezogen würden.

> Legen Sie eine Hand flach auf Ihren Unterbauch, die andere auf Ihr Kreuzbein.

So wird's gemacht

> Kippen Sie Ihr Becken nun zunächst nach vorne, sodass Sie deutlich ins Hohlkreuz kommen.

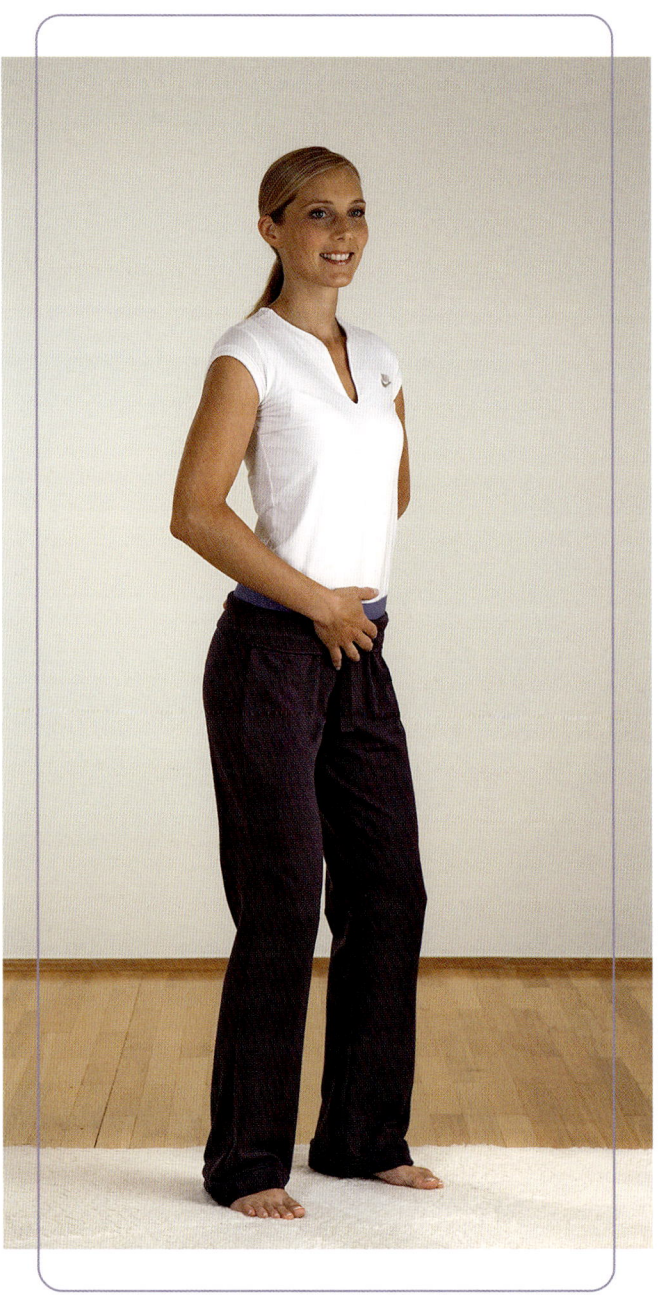

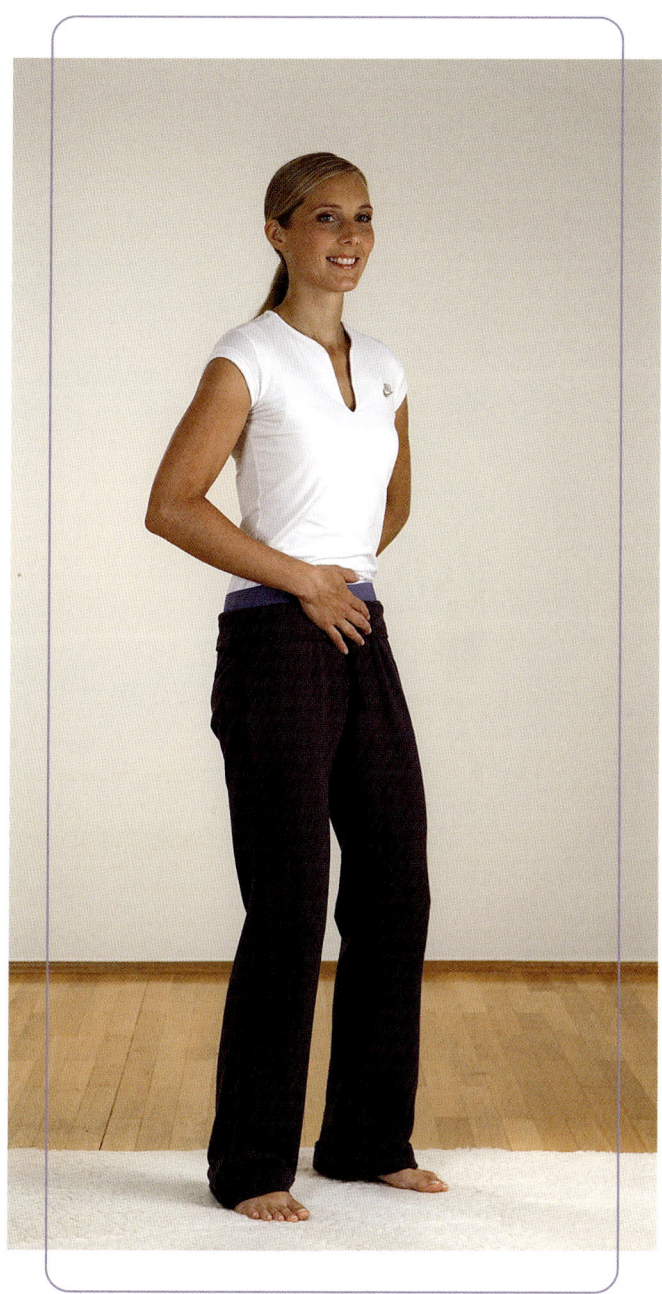

Bitte beachten Sie

>> Diese Übung wirkt am besten, wenn Ihre Füße flach auf dem Boden stehen – ideal ist es, wenn Sie barfuß üben. Schuhe mit Absätzen unbedingt ausziehen!

>> Mit durchgedrückten Knien ist das Becken gleich deutlich steifer. Achten Sie darauf, dass Ihre Knie während der Übung stets leicht gebeugt sind.

>> Ihre Hände üben keinen Einfluss aus, sondern helfen Ihnen dabei, die Bewegungen des Beckens besser wahrzunehmen.

>> Ihr Oberkörper bleibt während der gesamten Übung ruhig und aufrecht.

> Dann kippen Sie es sanft nach hinten, sodass Ihr Kreuz eher rund wird. Ihr Brustkorb bleibt dabei jedoch aufrecht, die Bewegung findet vor allem in der Lendenwirbelsäule statt.

> Wiederholen Sie dieses Vor- und Zurückschaukeln langsam einige Male, und spüren Sie dabei den Bewegungen in Ihrem Becken und Rücken nach. Am besten schaukeln Sie im Rhythmus mit Ihrem Atem: beim Einatmen in die eine Richtung, beim Ausatmen in die andere (zwischendurch wechseln).

Hula-Hoop

Was zeichnet diese Übung aus?

Diese Übung verleiht dem Becken und der Lendenwirbelsäule mehr Beweglichkeit. Sie hilft Ihnen außerdem dabei, Ihre Aufmerksamkeit im Beckenboden zu konzentrieren und Ihre untere Körperhälfte auf beschwingte Weise besser wahrzunehmen.

Ausgangsstellung

> Die Übung wird im Stehen durchgeführt. Sie benötigen dafür nicht viel Platz, sollten aber so viel Abstand zu Tischkanten und Möbelecken haben, dass Sie sich frei bewegen können.
> Stellen Sie sich aufrecht hin, mit etwa hüftbreit geöffneten Füßen, und gehen Sie leicht in die Knie.
> Richten Sie Ihren Rücken und Nacken auf, indem Sie den Brustkorb etwas anheben und das Kinn zurückziehen.
> Sie können wie bei der vorhergehenden Übung eine Hand auf den Unterbauch und die andere auf das Kreuzbein oder beide Hände flach auf Ihre Hüften legen.

So wird's gemacht

> Kreisen Sie nun locker mit Ihrem Becken: Kippen Sie es zuerst nach hinten, sodass die Lendenwirbelsäule flach wird, und folgen Sie dann einer Kreisbahn zuerst zur einen Seite, dann nach vorne, zur anderen Seite und schließlich wieder zum Ausgangspunkt zurück.
> Kreisen Sie einige Male im Uhrzeigersinn und anschließend gegen den Uhrzeigersinn.
> Ihr Brustkorb und Ihr Kopf bleiben während der Übung locker aufgerichtet – die Bewegung findet vor allem im Becken statt.

Bitte beachten Sie

>> Falls Sie einen Hula-Hoop-Reifen im Haus haben, können Sie zur Abwechslung auch einmal damit die Beweglichkeit Ihres Beckens trainieren. Ohne Reifen wirkt sich die Übung allerdings sanfter und gezielter auf den Beckenboden aus, weil Sie die Bewegungen dann langsamer und aufmerksamer durchführen können.

>> Musik mit einem beschwingten, aber nicht zu hektischen Rhythmus kann Ihnen helfen, Ihr Becken bei dieser Übung in Schwung zu bringen.

>> Wenn Sie Ihren Beckenboden zusätzlich stärken wollen, schnalzen Sie während der Übung immer wieder mit der Zunge.

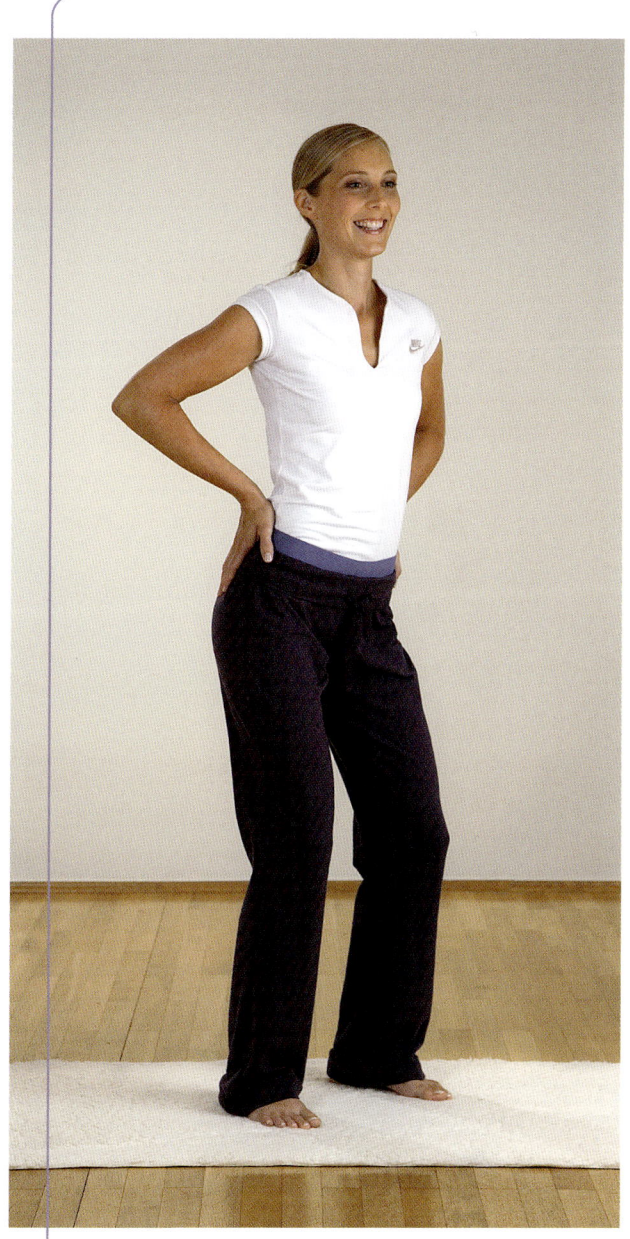
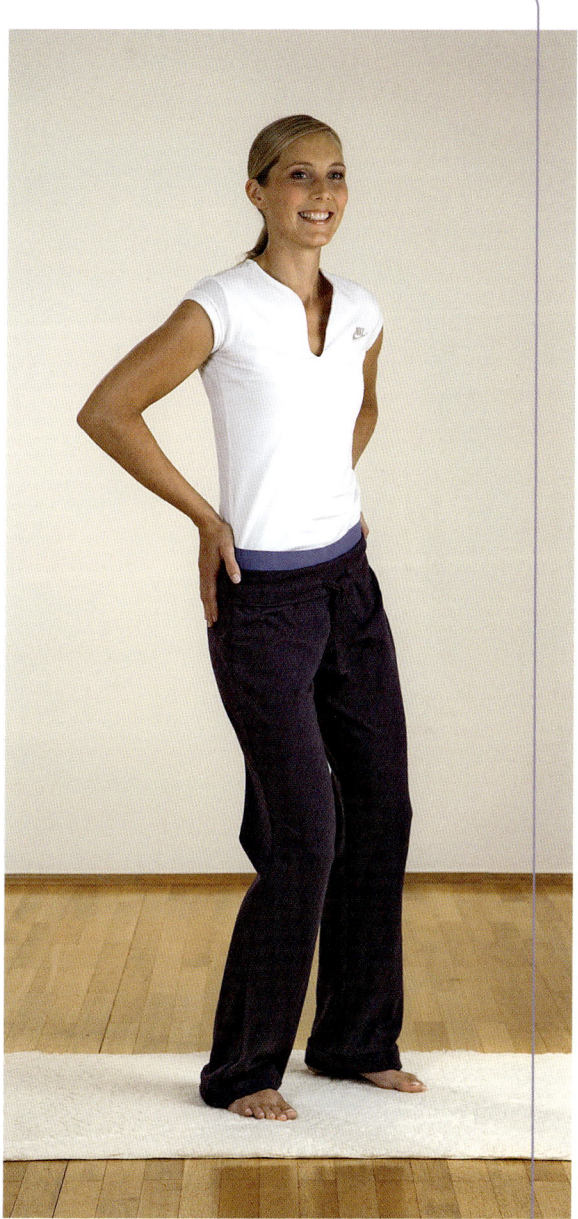

Wechselseitiges Wadenheben

Was zeichnet diese Übung aus?

Diese Übung ist so einfach, dass Sie sie fast überall durchführen können. Sie eignet sich besonders gut für zwischendurch, während Sie am Telefon zuhören oder in der Küche die Kochtöpfe überwachen.

Ausgangsstellung

> Die Übung wird im Stehen durchgeführt. Sie benötigen dafür einen Stuhl mit Lehne, an der Sie sich festhalten können, oder ein anderes geeignetes Möbelstück. Notfalls können Sie sich auch an der Wand abstützen.

> Stellen Sie sich hinter den Stuhl, sodass Sie Ihre Hände auf der Stuhllehne abstützen können. Ihre Füße stehen etwa hüftbreit nebeneinander, die Zehenspitzen zeigen geradeaus. Ihre Knie sind locker.

> Achten Sie darauf, Ihren Rücken und Kopf aufrecht zu halten. Das fällt Ihnen leichter, wenn Sie die Schulterblätter etwas zusammen- und in Richtung Po ziehen, sodass sich der Brustkorb anhebt, und das Kinn leicht zurücknehmen. Ihr Blick ist geradeaus gerichtet.

So wird's gemacht

> Beim Ausatmen spannen Sie die Beckenbodenmuskeln kräftig an: Zuerst die äußerste Muskelschicht anspannen, dann die Sitzhöcker zueinander

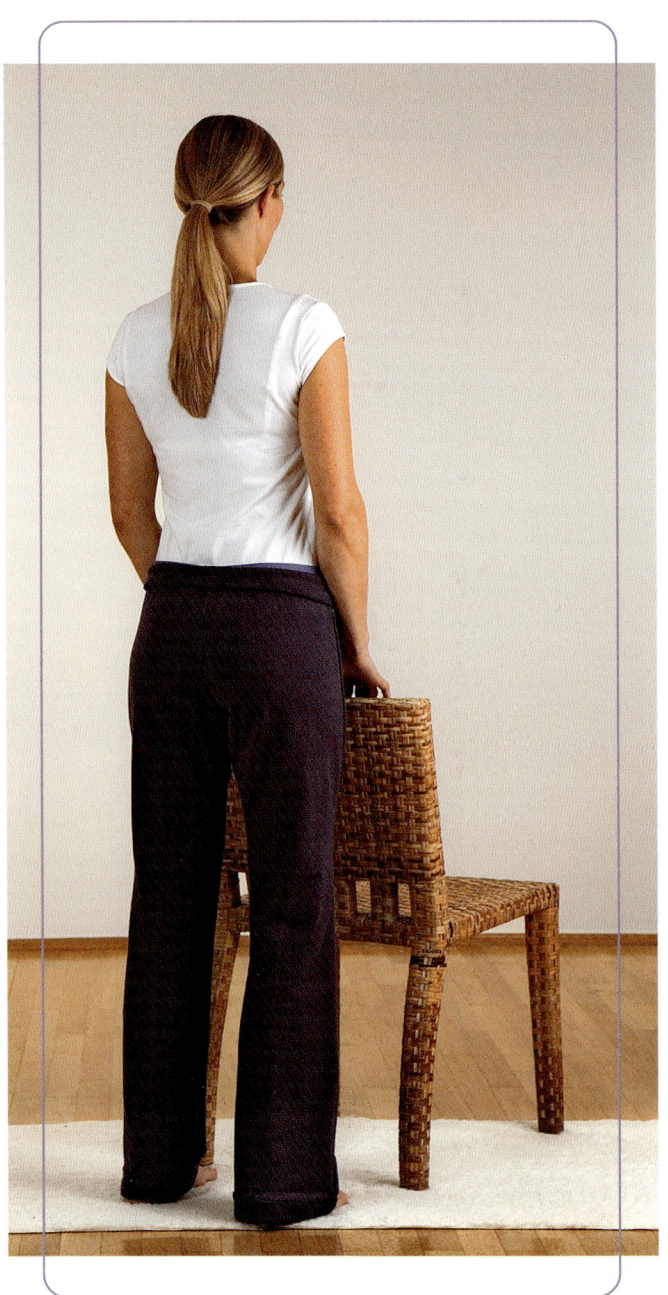

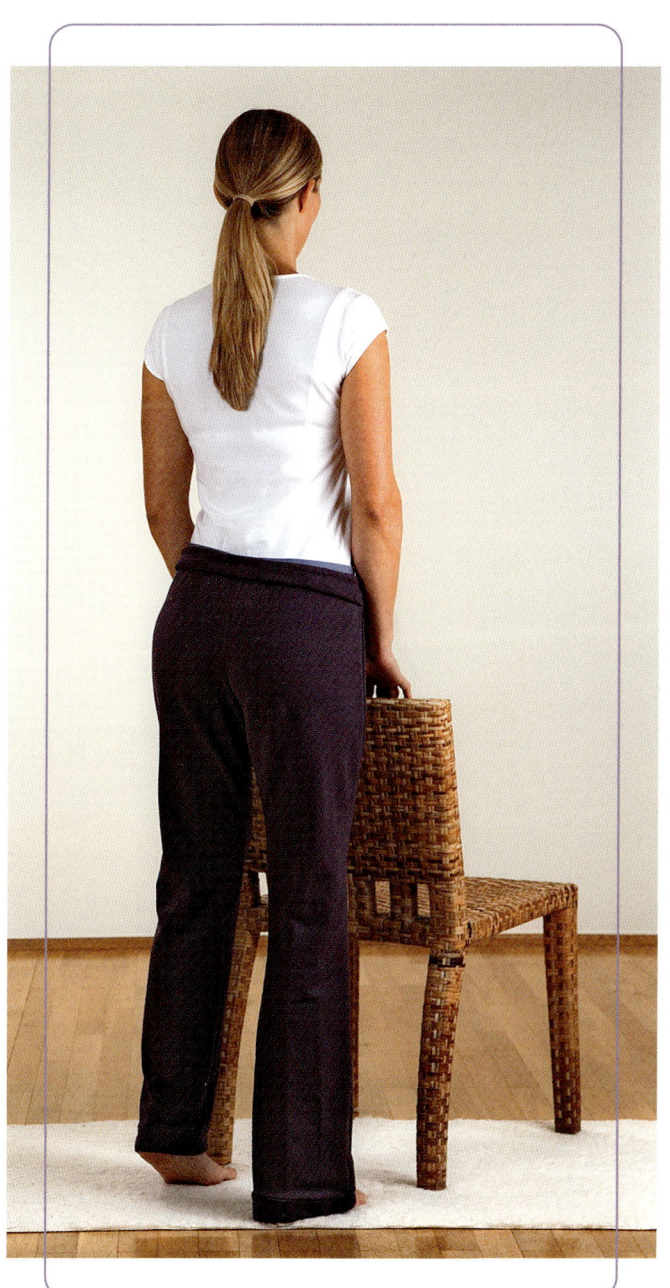

Bitte beachten Sie

>> Achten Sie während der Übung darauf, dass Sie stabil auf Ihrem Standbein stehen und dass Ihr Oberkörper und Ihre Schultern dabei ruhig bleiben.

>> Wenn Sie die Übung schon sicher beherrschen und einen guten Gleichgewichtssinn haben, können Sie sie auch ohne Festhalten durchführen. Stützen Sie Ihre Hände dann am besten in die Hüften.

und schließlich das Steißbein in Richtung Schambein ziehen.

> Ziehen Sie Ihre linke Beckenhälfte nach oben (in Richtung der linken Schulter), so weit es möglich ist. Dabei hebt sich auch Ihre linke Ferse vom Boden. Ihr Rücken bleibt aufrecht.

> Halten Sie die Muskelspannung über einige Atemzüge. Dann lösen Sie die Spannung und lassen die linke Beckenhälfte wieder etwas sinken, ohne die Ferse jedoch ganz auf dem Boden aufzusetzen.

> Nach der vierten Wiederholung setzen Sie Ihren Fuß ganz auf den Boden und entspannen sich einige Augenblicke, bevor Sie die Übung ebenso oft zur anderen Seite wiederholen.

Knieheben stehend

Was zeichnet diese Übung aus?

Diese Übung trainiert intensiv die Muskeln des Beckenbodens und gleichzeitig auch die Beinmuskulatur. Sie ist im Vergleich zu anderen Übungen etwas anstrengender, gleichzeitig aber auch sehr wirkungsvoll – daher sollten Sie sie sich auf keinen Fall entgehen lassen!

Ausgangsstellung

> Für diese Übung, die im Stehen durchgeführt wird, benötigen Sie ein Stück freie Wand oder eine geschlossene Tür zum Anlehnen.
> Stellen Sie sich mit dem Rücken zur Wand, und lehnen Sie sich an. Ihre Füße stehen etwa 10 Zentimeter weit vor der Wand nebeneinander, die Fußspitzen zeigen nach vorn.
> Ihre Arme und Hände liegen parallel zum Körper an der Wand. Ihr Blick ist geradeaus gerichtet.

So wird's gemacht

> Atmen Sie aus, und drücken Sie dabei Rücken und Arme kräftig gegen die Wand. Verlagern Sie Ihr Gewicht auf das rechte Bein und heben Sie dann das linke Knie nach oben bis auf Höhe Ihres Beckens. Spannen Sie dabei auch die Beckenbodenmuskeln kräftig an.

> Beim Einatmen lösen Sie die Spannung wieder und lassen Ihren Fuß zurück auf den Boden sinken.
> Nach der vierten Wiederholung geben Sie die Stellung auf, entspannen sich und schütteln kurz Arme und Beine aus. Dann führen Sie die Übung ebenso oft seitenverkehrt durch, indem Sie das rechte Knie nach oben heben.

Bitte beachten Sie

>> Drücken Sie Ihren Rücken und Ihre Hände fest gegen die Wand, um sich abzustützen und das Gleichgewicht zu halten. Achten Sie darauf, dass Ihr Rücken und Ihr Kopf während der gesamten Übung aufrecht bleiben.

>> Sie können Ihre Beckenbodenmuskulatur unterstützen, indem Sie während der Übung die Zunge gegen Ihren Gaumen drücken.

>> Sie können die Spannung im Beckenboden auch über mehrere Atemzüge beibehalten.

>> Falls Sie sich zum Üben an eine Tür lehnen, stellen Sie bitte sicher, dass sie niemand unerwartet öffnen kann – am besten schließen Sie sie einfach ab.

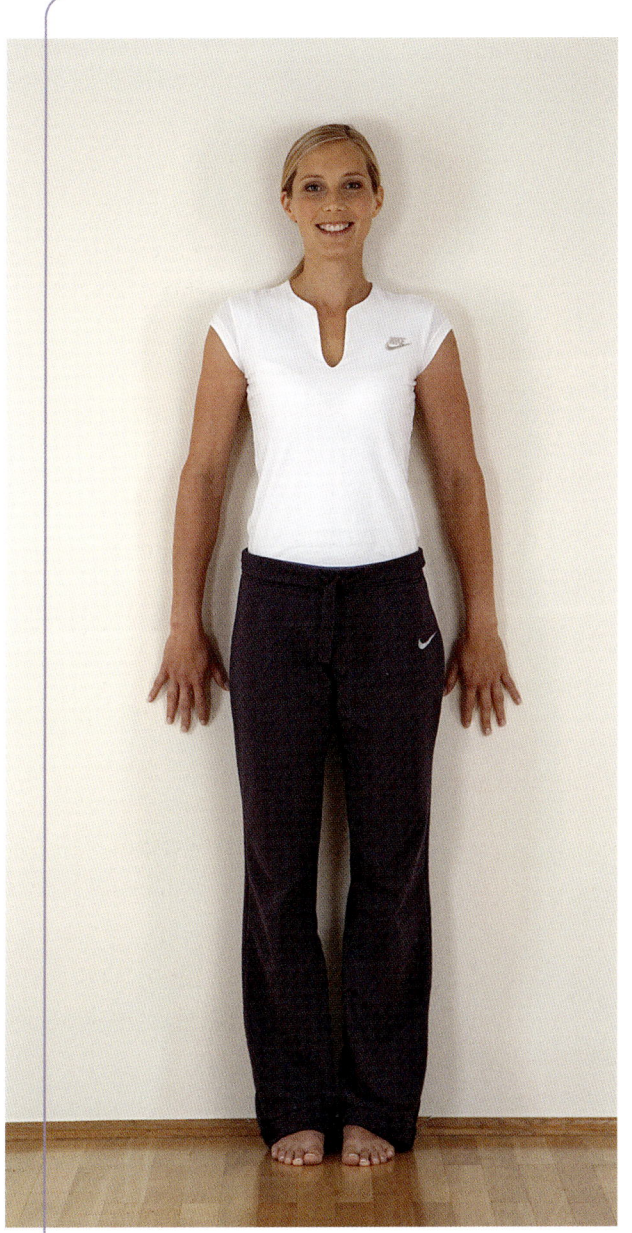
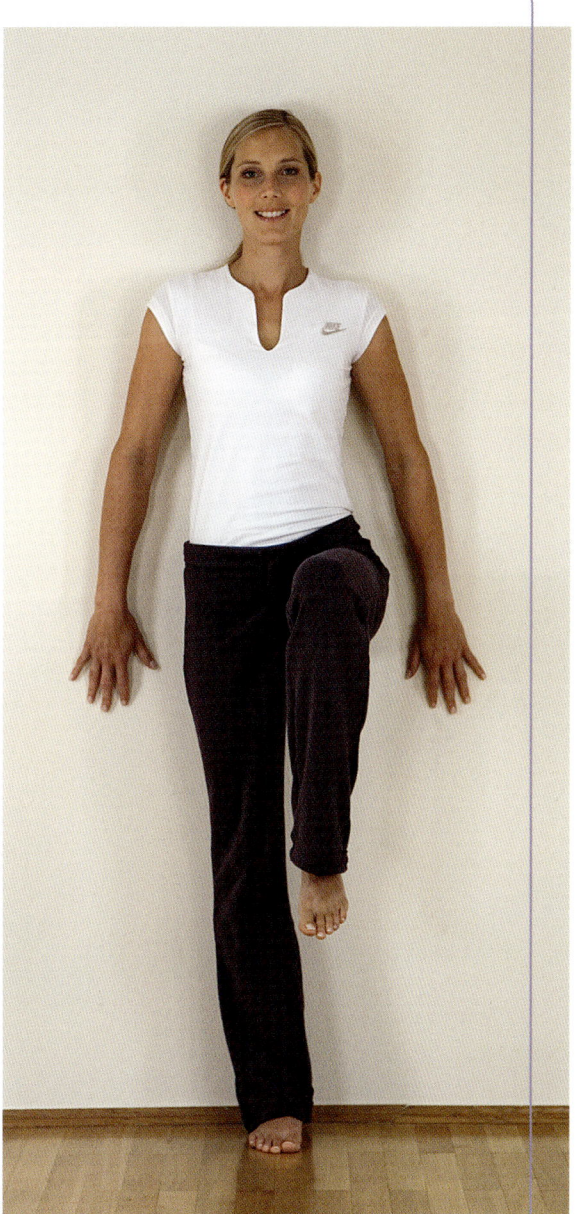

Das Krokodil

Was zeichnet diese Übung aus?

Diese Übung stammt aus dem Yoga. Sie dehnt und entspannt den Rücken und verbessert die Beweglichkeit des Beckens und der Lendenwirbelsäule. Die Übung ist ideal, wenn Sie einmal zu erschöpft für alle Übungen sind, bei denen Sie Ihre Muskeln anspannen müssen – und sie hilft Ihnen hervorragend dabei, sich nach einem anstrengenden Tag zu entspannen.

Ausgangsstellung

> Die Übung wird in der Rückenlage durchgeführt. Am besten üben Sie auf dem Boden auf einer nicht zu

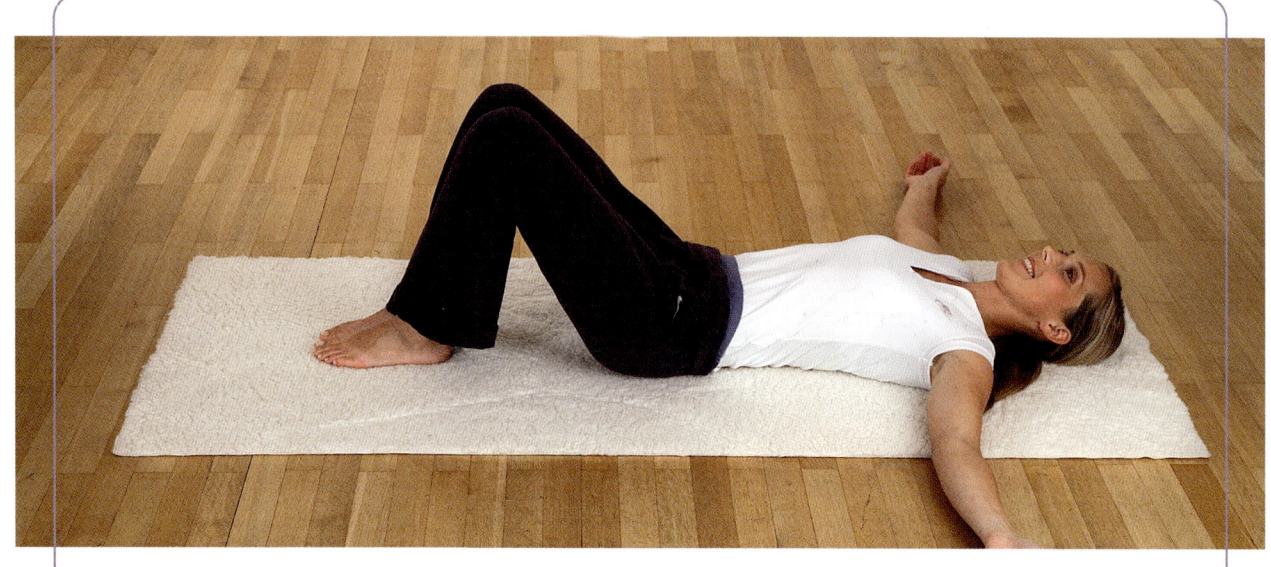

weichen Unterlage, wie beispielsweise einem dicken Teppich oder einer Übungsmatte, um Ihren Rücken zu schonen.

> Legen Sie sich hin, und strecken Sie beide Arme horizontal zu den Seiten aus. Ihre Handflächen zeigen dabei nach oben.

> Winkeln Sie Ihre geschlossenen Beine an, sodass Sie Ihre Füße bequem aufstellen können.

So wird's gemacht

> Lassen Sie Ihre Beine nun langsam nach rechts sinken, so weit es möglich ist, ohne dass sich Ihre linke Schulter vom Boden hebt. Dabei dreht sich auch Ihr Becken, und Ihre linke Hüfte wird angehoben.

Gleichzeitig drehen Sie Ihren Kopf ebenso langsam sanft nach links.

> Atmen Sie dabei ruhig und tief weiter, und lassen Sie den Atem bis in Ihr Becken fließen. Beim Ausatmen können Sie die Dehnung stets ein wenig vertiefen, und beim Einatmen wieder etwas zurücknehmen.

> Spüren Sie der Dehnung in Ihrem unteren Rücken nach, und lassen Sie mit jedem Atemzug etwas von der Anspannung los, die sich im Laufe des Tages im Körper gesammelt hat.

> Kehren Sie nach einigen Atemzügen in die Ausgangsposition zurück. Dann wiederholen Sie die Übung zur anderen Seite.

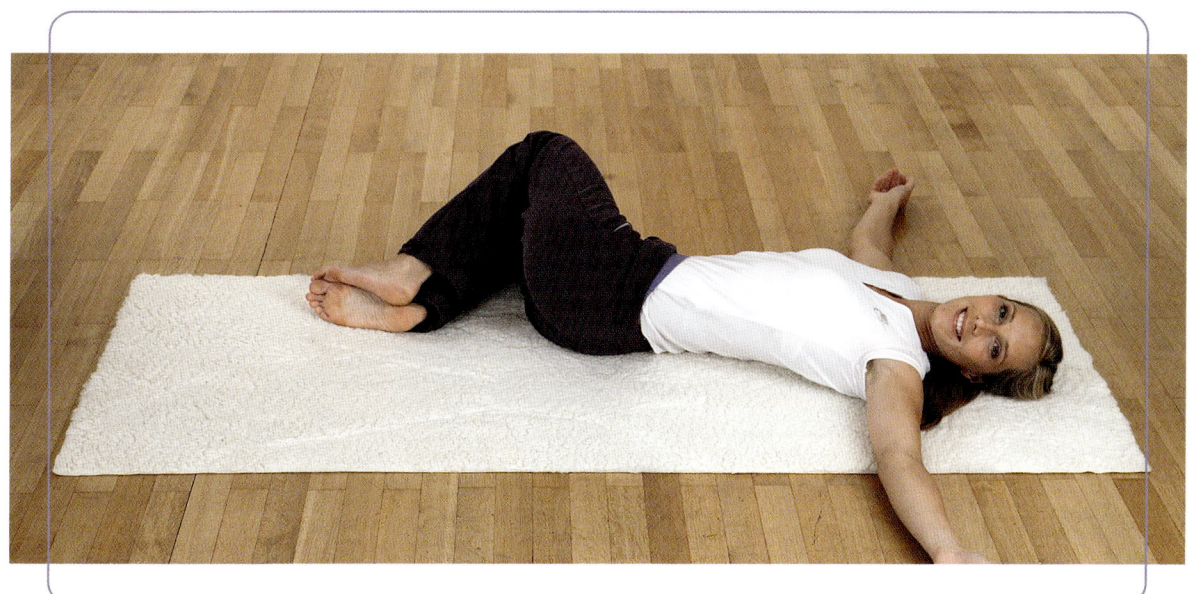

Entspannungshaltung

Was zeichnet diese Übung aus?

Diese Übung ist ideal, um Ihrem Beckenboden nach anstrengenden Übungen oder auch einfach nur zwischendurch eine erholsame Pause zu gönnen. Die Entspannungshaltung entlastet den Beckenboden und befreit ihn von dem Gewicht, das er sonst ständig zu tragen hat. Gleichzeitig hilft sie auch dem Rücken, sich zu entspannen – vor allem das Kreuzbein und die Lendenwirbelsäule werden entlastet.

Ausgangsstellung

> Für die Entspannungshaltung begeben Sie sich in die Rückenlage. Sie benötigen dafür einen Stuhl oder einen Hocker sowie ein großes Handtuch oder eine Decke. Am besten führen Sie sie auf einer gepolsterten Unterlage durch, zum Beispiel einem dicken Teppich, damit Ihr Rücken bequem liegt.
> Rollen Sie das Handtuch zusammen und legen Sie es griffbereit neben den Stuhl. Dann legen Sie sich mit dem Gesäß vor den Stuhl, sodass Sie Ihre Unterschenkel auf der Sitzfläche platzieren können. Heben Sie nun Ihr Becken kurz an, damit Sie das zusammengefaltete Handtuch quer darunterlegen können. Ihre Arme strecken Sie bequem neben Ihrem Körper aus.

So wird's gemacht

> Bleiben Sie ruhig und entspannt liegen, und spüren Sie nach, wie Ihr Beckenboden durch diese Haltung entlastet ist und sich nach und nach entspannt.
> Atmen Sie durch, und lenken Sie den Atem bis tief in den Bauch. Gehen Sie dabei mit Ihrer Aufmerksamkeit jedes Mal in Ihr Becken. Lassen Sie bei jedem Ausatmen bewusst alle Spannungen los, die noch in Ihrem Becken oder Ihrem Rücken sitzen.

Bitte beachten Sie

>> Der Beckenboden kann sich umso besser entspannen, je höher Ihr Becken liegt. Daher kann es guttun, anstelle des Handtuchs eine dickere Decke oder ein bis zwei große Kissen unterzulegen. Beachten Sie jedoch, dass dadurch wiederum der Druck auf Ihren oberen Rücken erhöht wird – ideal ist es, wenn Sie eine Höhe finden, in der sich sowohl der Beckenboden als auch der gesamte Rücken entspannen können.

>> Nach langem Stehen ist diese Übung nicht nur für den Beckenboden, sondern auch für Ihre Beine sehr erholsam.

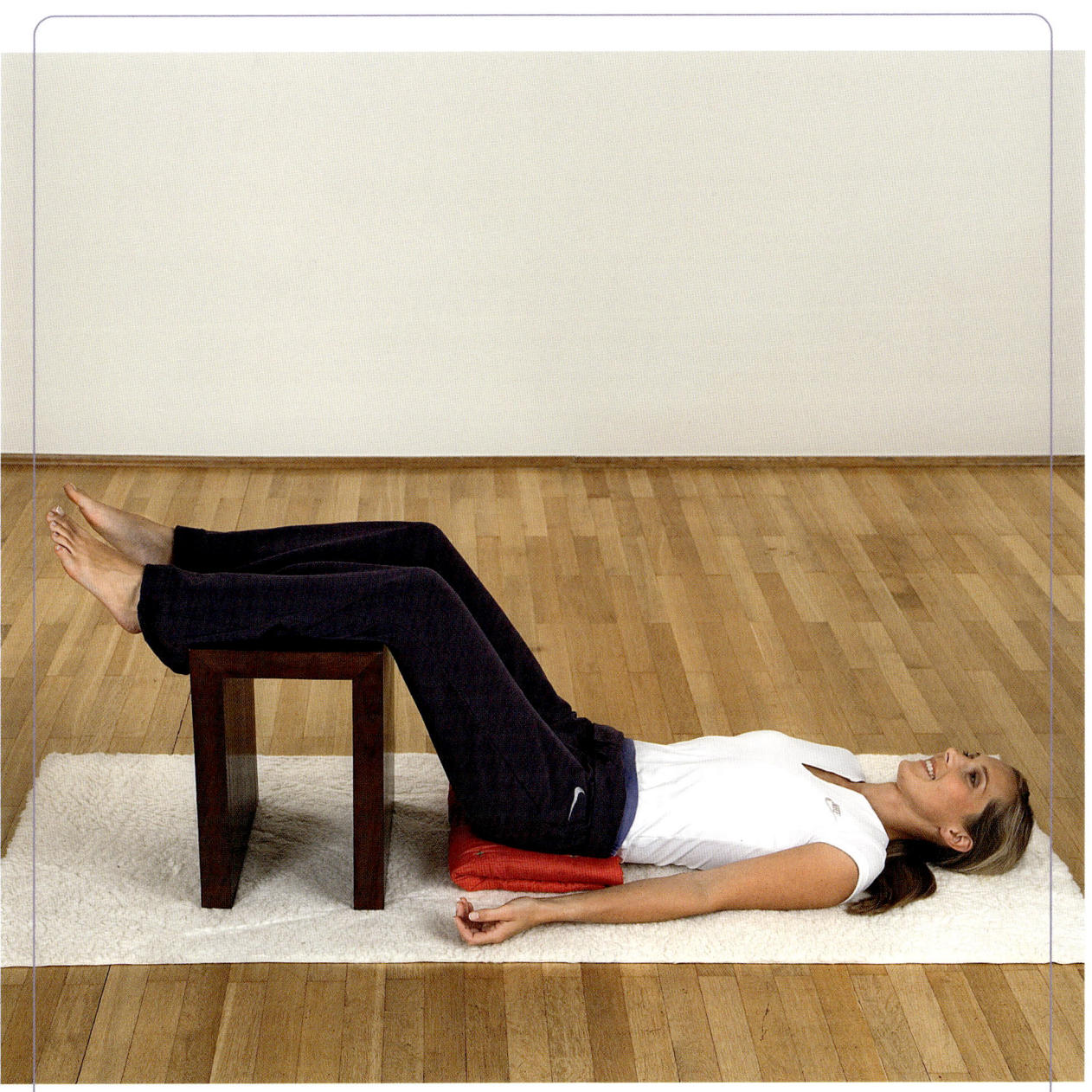

Das 3-Minuten-Programm

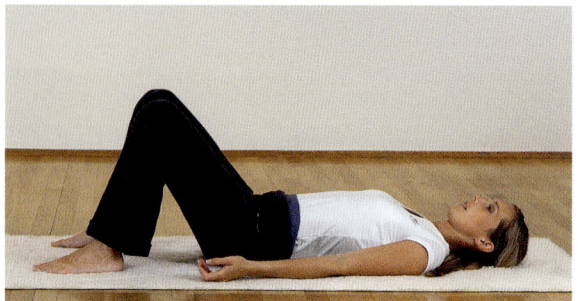

1. Beckenschaukel im Liegen (Seite 28/29)

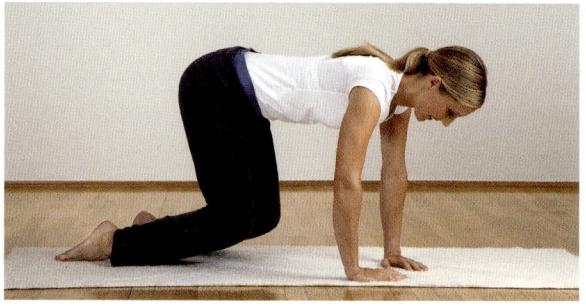

2. Vierfüßlerbrücke (Seite 36/37)

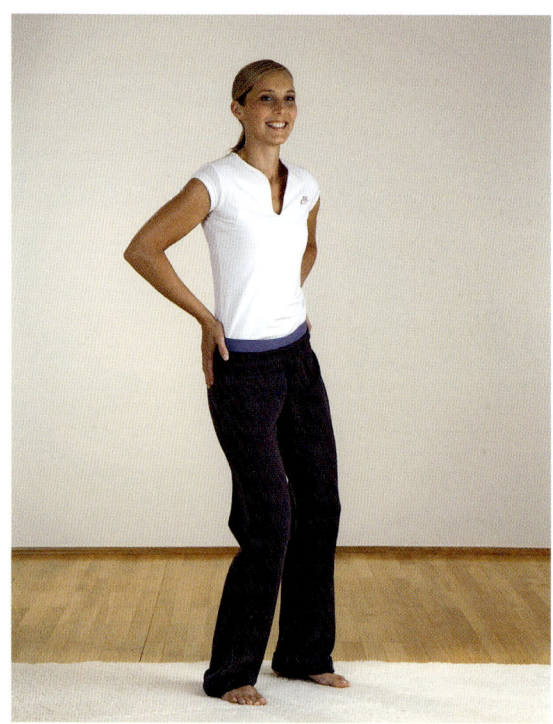

3. Hula-Hoop (Seite 54/55)

Das 5-Minuten-Programm

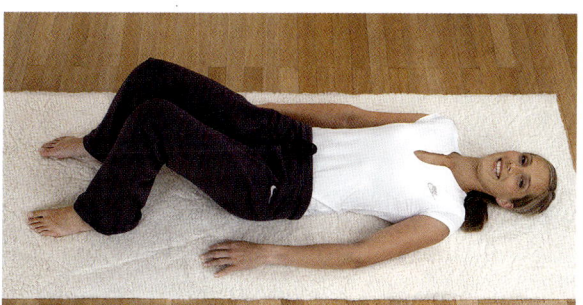

1. Die Beckenuhr (Seite 26/27)

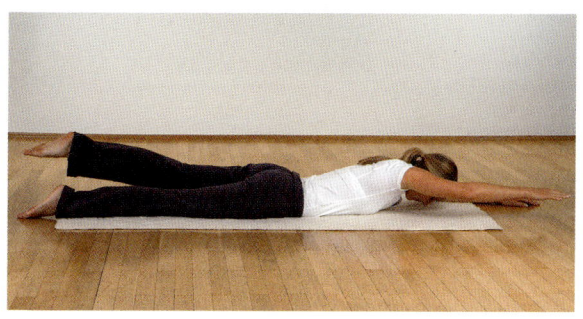

2. Der Skorpion (Seite 32/33)

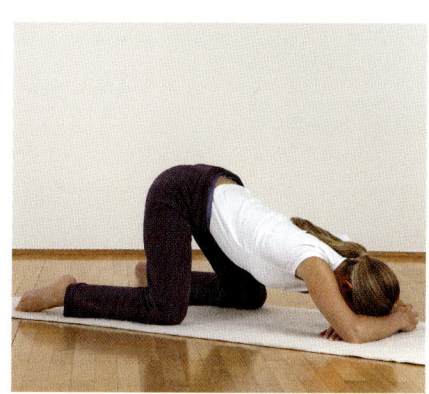

3. Klick – klack – klock
(Seite 40/41)

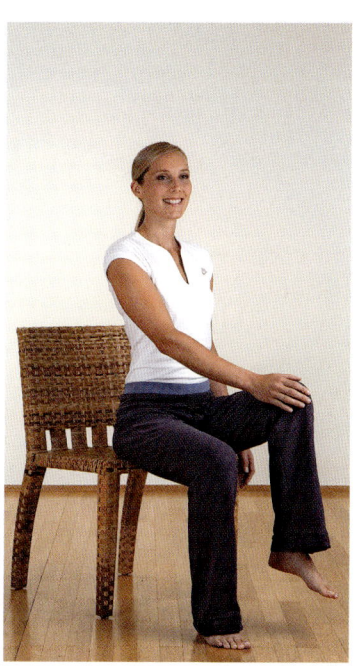

4. Hand-Knie-Schub
(Seite 44/45)

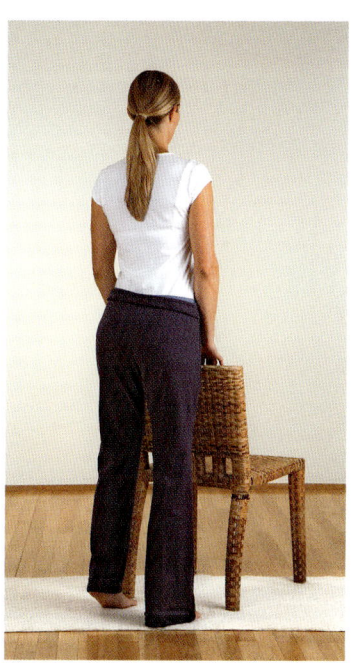

5. Wechselseitiges Wadenheben
(Seite 56/57)

Das 10-Minuten-Programm

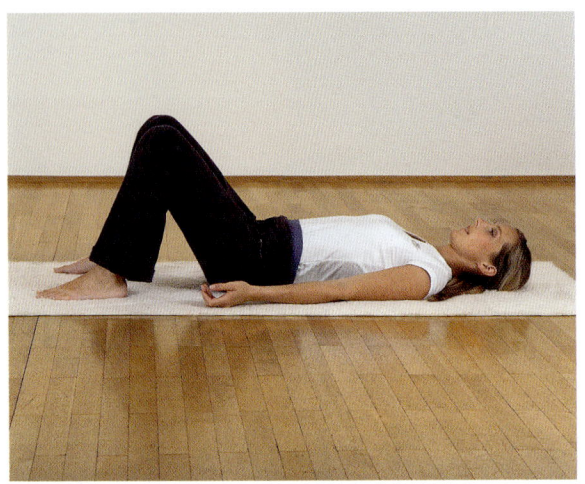

1. Beckenschaukel im Liegen (Seite 28/29)

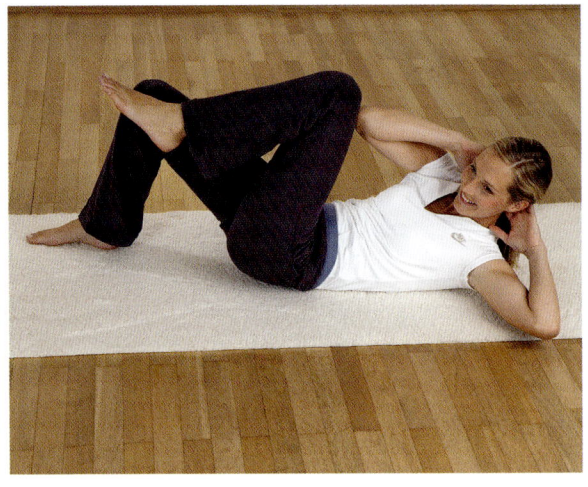

2. Schräge Sit-ups (Seite 30/31)

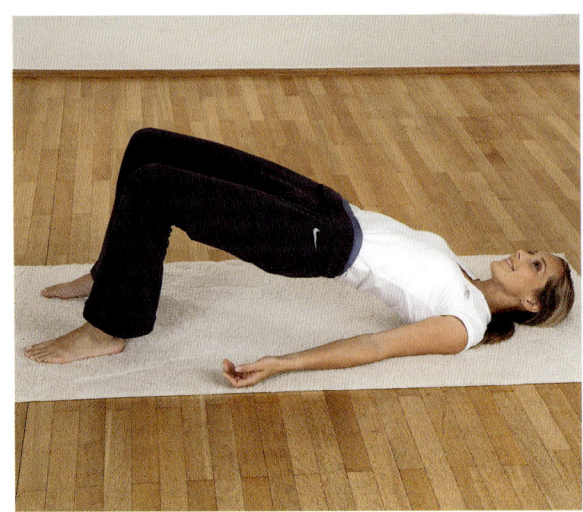

3. Die Brücke (Seite 34/35)

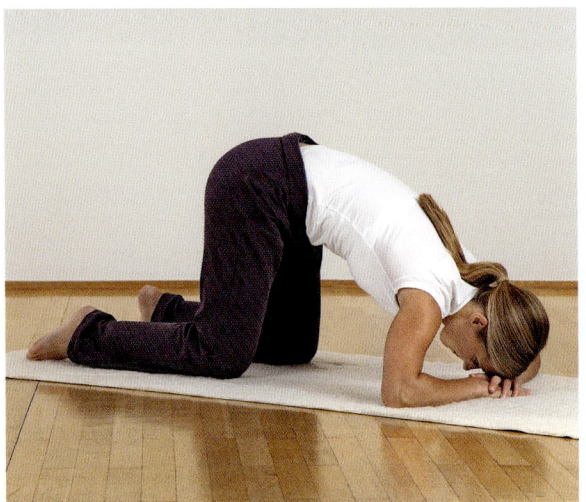

4. Beckenkreisen (Seite 42/43)

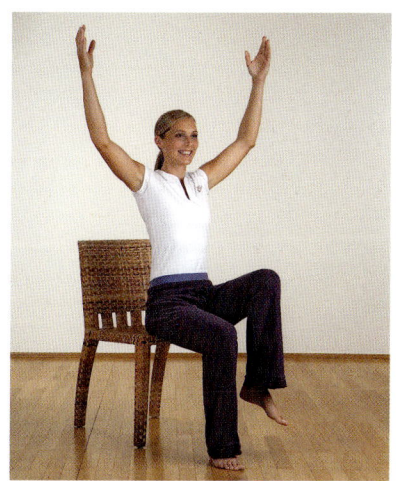

5. Die Sonne umarmen (Seite 46/47)

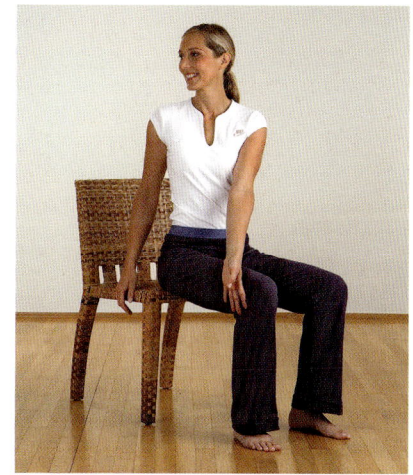

6. Die Schraube (Seite 48/49)

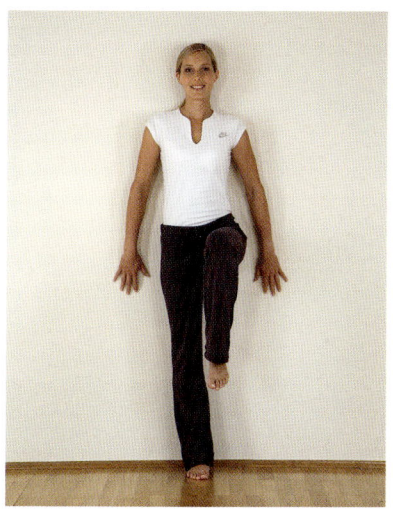

7. Knieheben stehend (Seite 58/59)

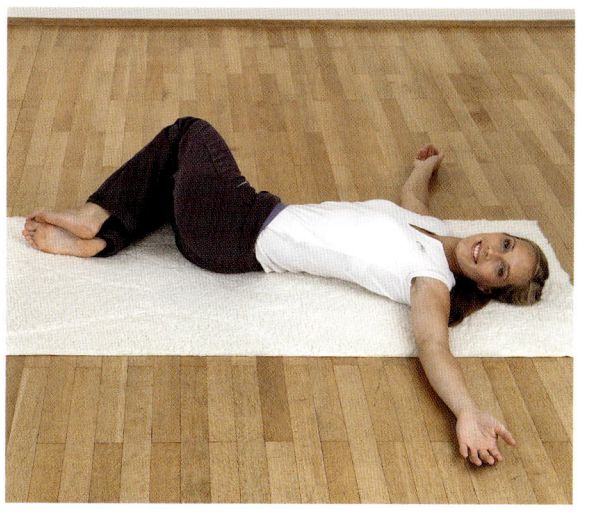

8. Das Krokodil (Seite 60/61)]

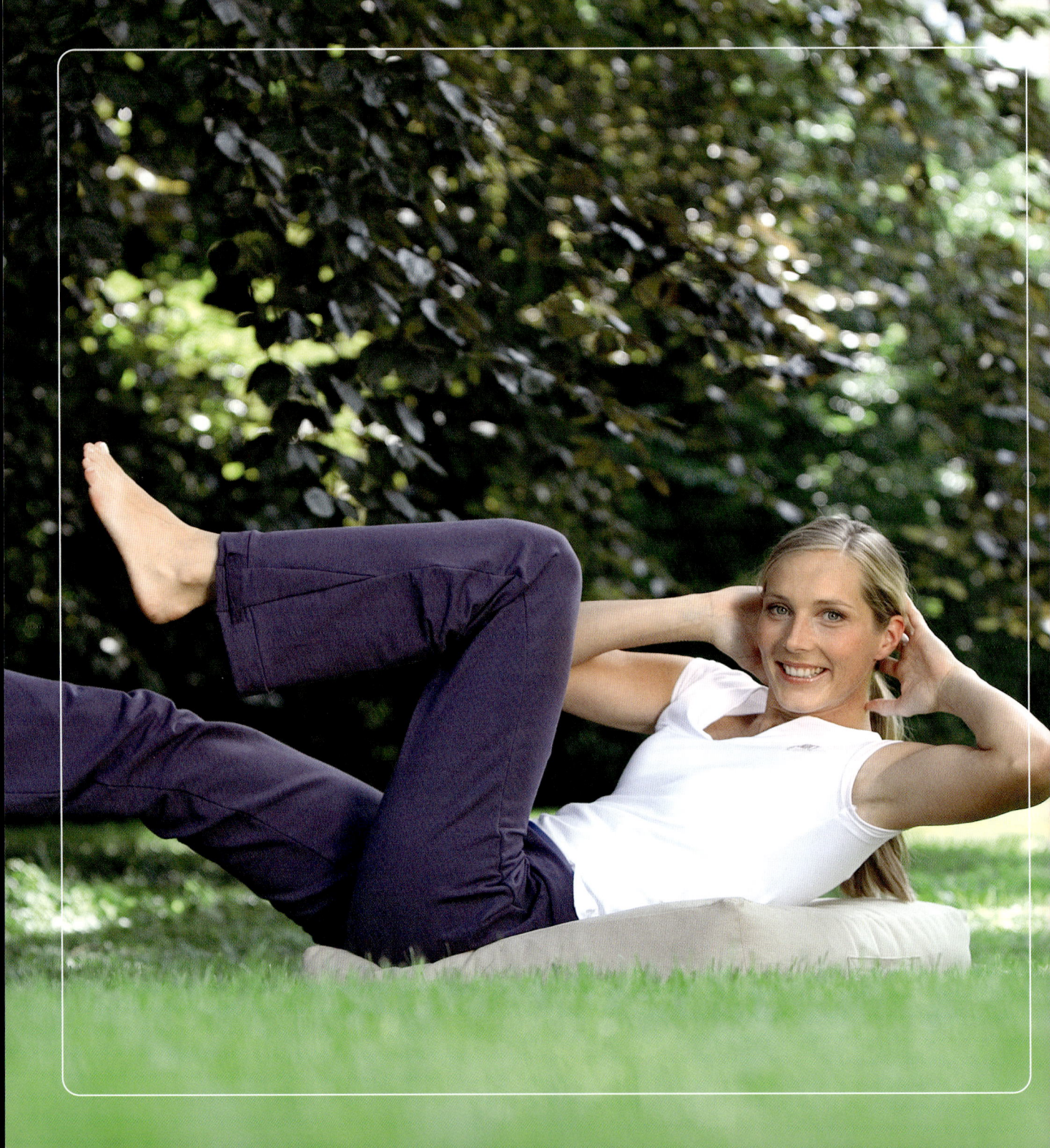

Beckenboden-Quickies im Alltag

Richtig sitzen

Was zeichnet diese Übung aus?

Wie wir sitzen, wirkt sich enorm auf unseren Beckenboden aus. Während falsches Sitzen ihn zusätzlich belastet, kann die richtige Sitzhaltung ihn entlasten und bei seiner Arbeit unterstützen.

Wer viel sitzt und dabei auch noch oft den Rücken rund macht, profitiert von dieser Übung besonders. Denn eine gute Sitzhaltung lässt sich einüben: Je öfter Sie das richtige Sitzen trainieren, desto schneller nehmen Sie auch im Alltag automatisch eine gute Haltung ein.

Ausgangsstellung

> Die Übung können Sie am besten auf einem Stuhl mit ungepolsterter Sitzfläche durchführen, auf dem Sie Ihre Sitzhöcker deutlicher spüren. Die Sitzfläche sollte so hoch sein, dass Ihre Ober- und Unterschenkel im Sitzen in etwa einen rechten Winkel bilden.

> Setzen Sie sich auf die vordere Hälfte der Sitzfläche, und richten Sie Ihren Rücken auf. Heben Sie dafür den Brustkorb an, als wollten Sie eine Brosche an Ihrem Ausschnitt präsentieren, und nehmen Sie das Kinn etwas zurück. Stellen Sie sich vor, dass Sie am höchsten Punkt Ihres Kopfes sanft von einem Faden nach oben gezogen werden. Ihr Blick ist geradeaus gerichtet.

Bitte beachten Sie

>> Im Alltag neigen wir dazu, viel zu oft hinter – statt auf – den Sitzhöckern zu sitzen. So entsteht ein Rundrücken, und es wird nicht nur der Beckenboden unnötig belastet, sondern auch die Wirbelsäule und die gesamte Muskulatur.

>> Auch übereinandergeschlagene oder dicht geschlossene Beine machen das Sitzen zu einer Belastung für den Beckenboden – am besten stellen Sie Ihre Füße hüftbreit nebeneinander flach auf den Boden.

> Ihre Knie sind hüftbreit geöffnet, die Füße stehen ebenso weit flach auf dem Boden.

> Ihre Hände liegen entspannt auf den Oberschenkeln.

So wird's gemacht

> Spüren Sie nun nach, wo Ihre Sitzhöcker auf der Stuhlfläche aufliegen. Dazu rollen Sie Ihr Becken mehrere Male langsam vor und zurück, bis Sie die Sitzhöcker genau spüren.

> Bringen Sie Ihr Becken dann so ins Gleichgewicht, dass Sie genau auf den Sitzhöckern sitzen, also

weder davor noch dahinter. Machen Sie gleichzeitig Ihren Rücken lang und gerade, und spüren Sie, wie er sich auf dem gut ausbalancierten Becken fast wie von selbst aufrichtet.

> Bleiben Sie einige Atemzüge lang in dieser Haltung, während Sie tief und entspannt durchatmen, und genießen Sie, wie leicht Sie sich fühlen, wenn Sie richtig sitzen.

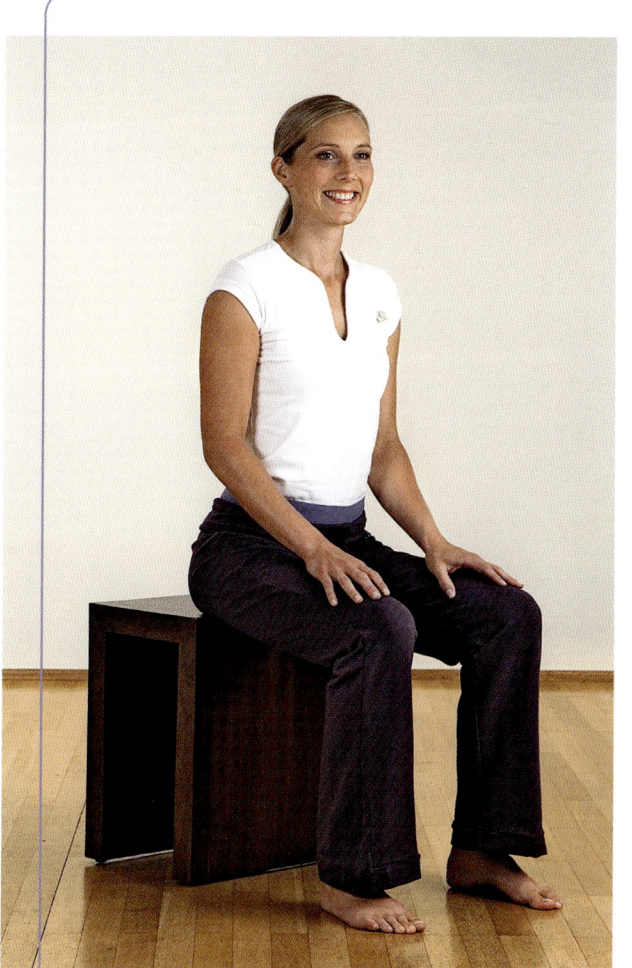
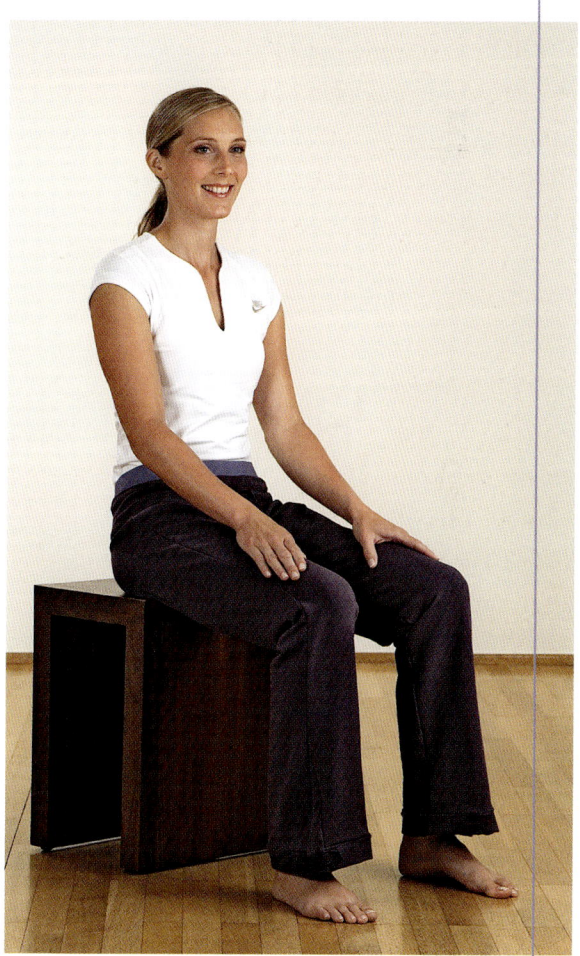

Richtig heben

Was zeichnet diese Übung aus?

Obwohl wir beim Heben normalerweise vor allem an unseren Rücken denken, ist es auch für den Beckenboden eine große Belastung. Diese ist jedoch weniger schädlich, wenn Sie dabei auf die richtige Haltung achten. Indem Sie das korrekte Heben mit wechselnden Gewichten einüben, wird es Ihnen auch im Alltag viel leichter fallen, ganz automatisch eine gesunde und schonende Haltung einzunehmen.

Ausgangsstellung

> Zum Üben benötigen Sie ein geeignetes Gewicht, beispielsweise einen Korb oder einen kleinen Getränkekasten, den Sie unterschiedlich schwer füllen können.
> Stellen Sie sich breitbeinig möglichst nah an Ihr Trainingsgewicht. Ihre Beine sind dabei mehr als beckenbreit geöffnet.
> Richten Sie Ihren Rücken auf, indem Sie die Schulterblätter leicht zusammen und in Richtung Po ziehen.

So wird's gemacht

> Neigen Sie den Oberkörper mit geradem Rücken nach vorne, indem Sie das Becken nach hinten schieben, als ob Sie sich auf einen Stuhl setzen.

Die Bewegung findet in den Hüftgelenken statt und entlastet die Knie.
> Greifen Sie das Gewicht, und bringen Sie es zunächst nahe an Ihren Körper. Dann spannen Sie

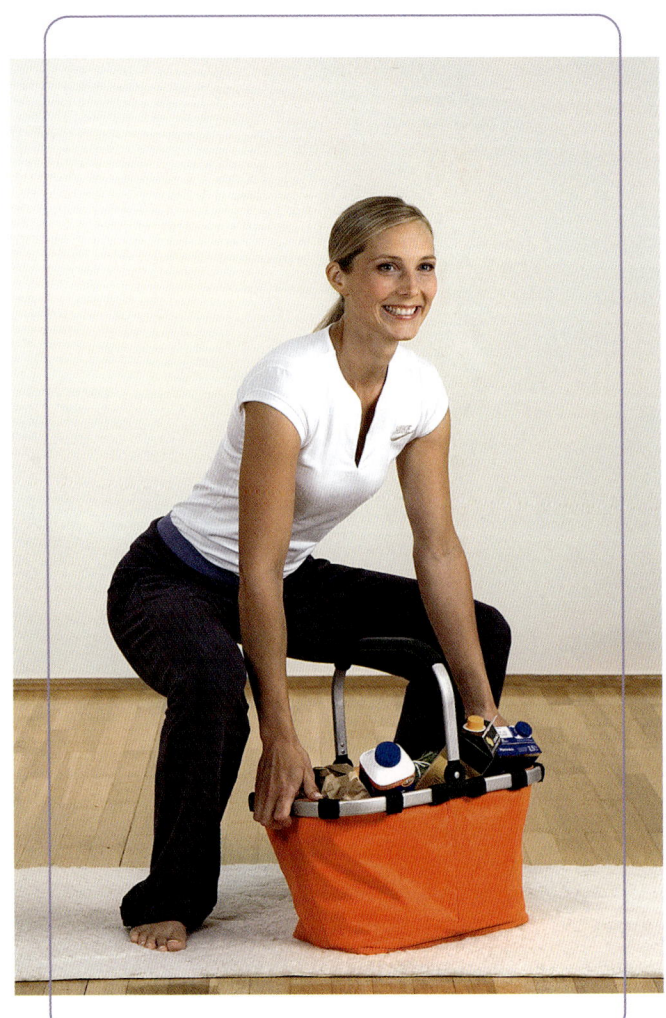

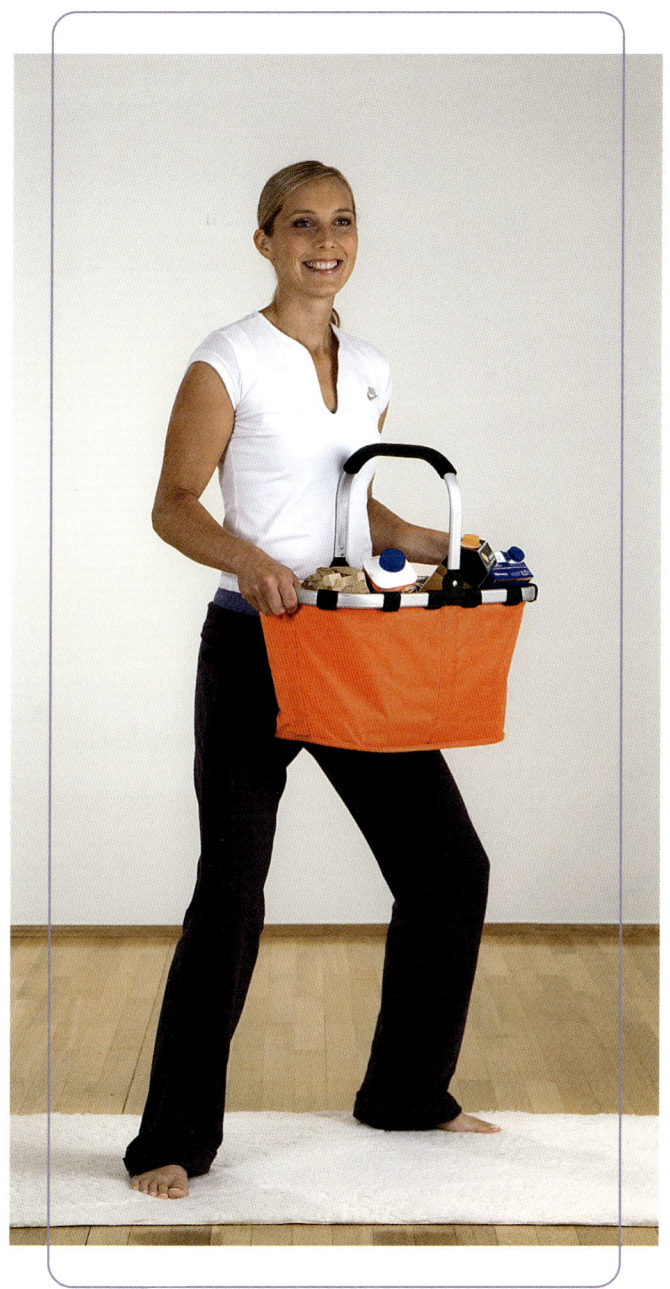

Bitte beachten Sie

>> Ihr Rücken bleibt während der gesamten Übung lang und gestreckt – machen Sie weder einen Rundrücken noch ein Hohlkreuz!

>> Üben Sie vor allem zu Anfang nur mit ganz wenig Gewicht, das sich leicht heben lässt – die Übung soll kein Krafttraining sein, sondern Ihnen dabei helfen, kontrolliert die richtigen Bewegungsabläufe einzuüben.

>> Je schwerer ein Gewicht ist, desto wichtiger ist es, dass Sie die Muskelspannung beim Heben mit dem Ausatmen verbinden. Sie können Ihren Beckenboden zusätzlich unterstützen, indem Sie auf »fff« ausatmen.

>> Um die Knie zu schonen, sollte die Bewegung aus den Hüften kommen.

beim Ausatmen Ihre Beckenbodenmuskeln an, heben das Gewicht vom Boden und richten sich mitsamt dem Gewicht auf, indem Sie Ihr Becken wieder nach vorne schieben und Ihren geraden Rücken aufrichten.

Bewusstes Gehen

Was zeichnet diese Übung aus?

Unser Beckenboden muss in allen Lebenslagen aktiv sein – auch beim ganz normalen Gehen. Das bewältigt er jedoch nicht immer gleich gut, denn wie wir gehen, wirkt sich auch auf die Beckenbodenmuskulatur aus: Vor allem das Schlurfen tut ihr ganz und gar nicht gut. Mit dieser Übung trainieren Sie eine dynamische Art zu gehen, die den Beckenboden schont und seine Muskeln sanft aktiviert. So können Sie Ihrem Beckenboden selbst beim Gang zum Supermarkt oder zum Kopierer etwas Gutes tun.

Ausgangsstellung

> Bei dieser Übung beginnen Sie im Stehen. Vor allem zu Anfang sollten Sie barfuß oder mit ganz flachen Schuhen trainieren.

> Stellen Sie sich aufrecht hin, die Füße etwa hüftbreit nebeneinander. Gehen Sie leicht in die Knie. Ihre Arme hängen locker neben dem Körper.

> Spannen Sie die Bauch- und Gesäßmuskeln etwas an, und heben Sie Ihr Brustbein, damit der Rücken gerade ist. Ziehen Sie das Kinn leicht zurück, und strecken Sie den höchsten Punkt Ihres Kopfes noch ein kleines Stückchen weiter nach oben, als ob er an einem Faden gezogen würde.

Bitte beachten Sie

>> Achten Sie darauf, Ihre Knie beim Gehen nicht völlig durchzustrecken – so bleibt Ihr Gang flüssig und rund. Abgehackte Schritte mit durchgestreckten Knien sind eine zusätzliche Belastung für den Beckenboden.

>> Hohe Absätze und steife Sohlen machen bewusstes, beckenbodenschonendes Gehen fast unmöglich. Ihr Beckenbodentraining beginnt daher schon bei der Wahl Ihrer Schuhe!

> Ziehen Sie außerdem Ihr Steißbein leicht nach unten und vorne. Versuchen Sie, diese aufrechte Haltung auch beim Gehen beizubehalten.

So wird's gemacht

> Gehen Sie langsam los. Dabei setzen Sie bei jedem Schritt den Fuß zuerst mit der Ferse auf, sodass Sie die gesamte Fußsohle bewusst abrollen können. Spüren Sie, wie Sie über den Ballen des großen Zehs abrollen und den Fuß wieder vom Boden abdrücken. Ihr Gang wird dabei rund und weich, wie bei einer schleichenden Katze.

> Wenn Sie das Abrollen im langsamen Gehen gut beherrschen und es schaffen, Ihren Rücken dabei aufrecht zu halten, können Sie Ihre Schritte hin und wieder etwas beschleunigen und mit wechselndem Tempo üben – aber nur so schnell, dass Sie noch kontrolliert abrollen können.

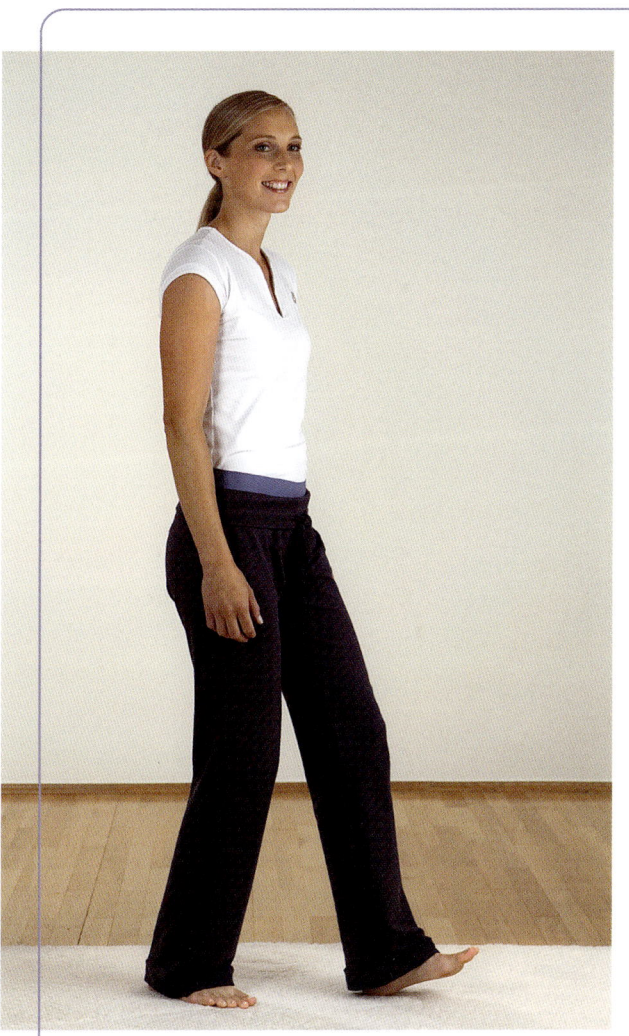
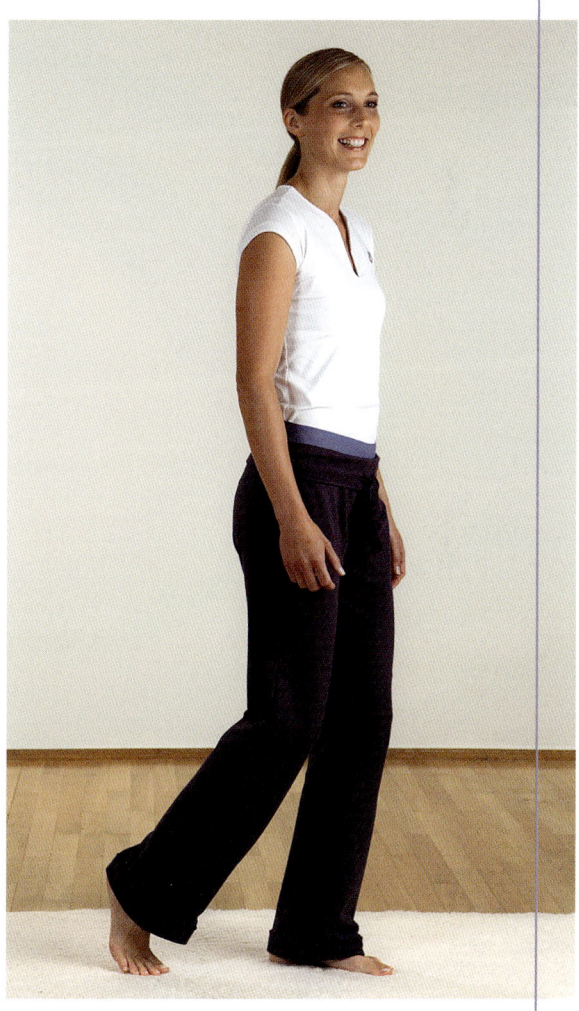

Staubsaugen

Was zeichnet diese Übung aus?

Auch bei ganz alltäglichen Arbeiten wie dem Staubsaugen können Sie einiges tun, um Ihren Beckenboden zu entlasten und gleichzeitig seine Muskeln

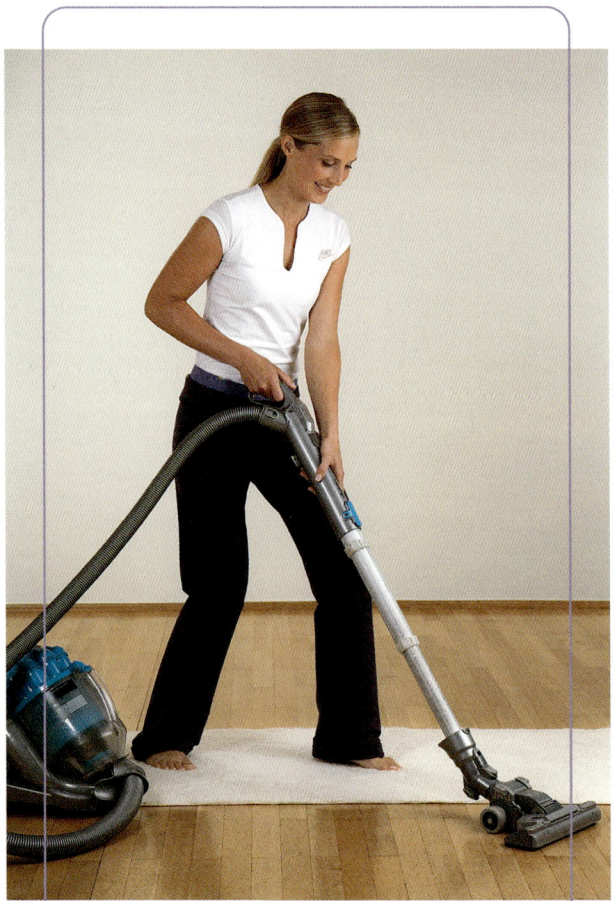

in Schwung zu bringen. Durch eine beckenbodenfreundliche Haltung sparen Sie nicht nur Zeit, sondern die Arbeit wird Ihnen auch leichter fallen, da Sie Belastungen des Beckenbodens wie auch von Rücken und Schultern vermeiden.

Grundhaltung

> Da Sie das Staubsaugen nicht als klar umrissene Übung durchführen, sondern sich dabei durch Ihre Wohnung bewegen, gibt es keine Ausgangsstellung, sondern eine Grundhaltung: Diese Haltung begleitet Sie während der gesamten Arbeit. Indem Sie sie bewusst beibehalten und immer wieder in diese Haltung zurückkehren, sollten Sie sie einmal verlassen haben, wird das Staubsaugen von einer lästigen, anstrengenden Aufgabe zu einem schwungvollen Training.

> Gehen Sie in eine relativ weite Schrittstellung und zugleich etwas in die Knie. Aktivieren Sie Ihre Beckenbodenmuskeln, und halten Sie diese Spannung während der Arbeit.

> Spannen Sie auch die Bauch- und Gesäßmuskeln leicht an, und heben Sie Ihr Brustbein, damit der Rücken gerade bleibt. Ziehen Sie das Kinn etwas zurück, und strecken Sie den höchsten Punkt Ihres Kopfes noch ein kleines Stückchen weiter nach oben, als ob er an einem Faden gezogen würde.

> Greifen Sie den Staubsauger möglichst weit oben, um sich nicht unnötig bücken zu müssen.

So wird's gemacht

> Verlagern Sie Ihr Gewicht auf Ihr vorderes Bein, und
neigen Sie Ihren Oberkörper leicht nach vorne. Ihr Rücken und Ihr Kopf bleiben dabei gerade aufgerichtet.
So können Sie Ihr Körpergewicht einsetzen, um den
Staubsauger nach vorne zu schieben, und sich zusätzlich mit dem hinteren Bein vom Boden abdrücken, um,
falls nötig, noch mehr Kraft zur Verfügung zu haben.

> Wechseln Sie von Zeit zu Zeit die Seite, sodass
nicht immer dasselbe Bein vorne steht.

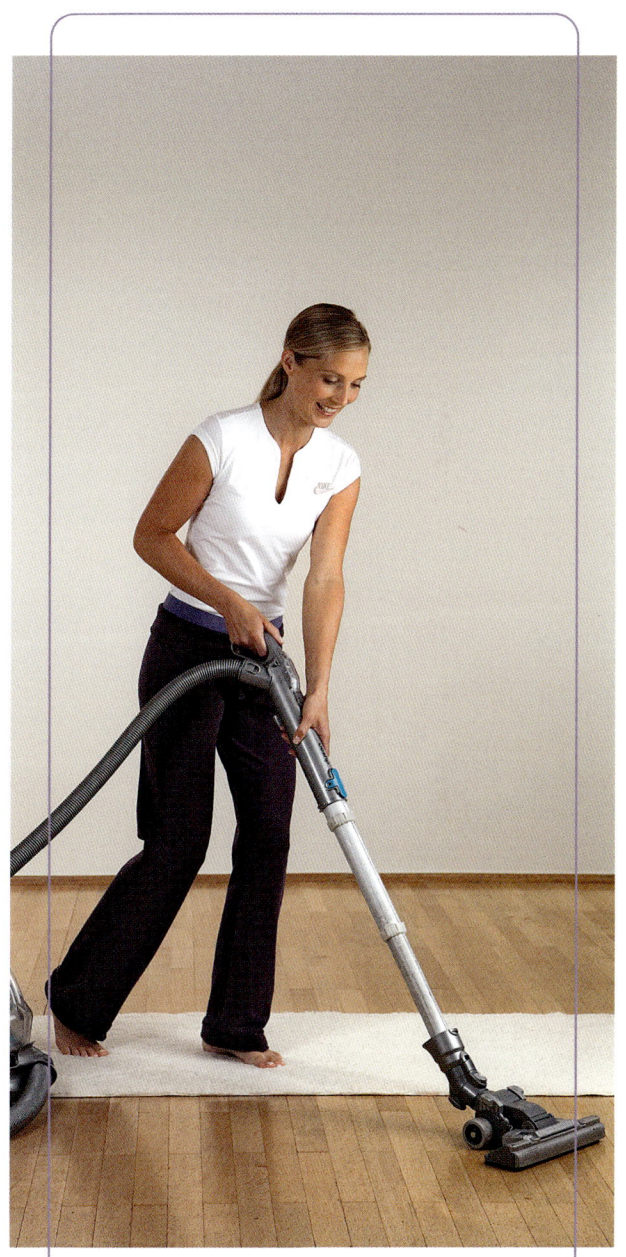

Bügeln

Was zeichnet diese Übung aus?

Auch diese Übung lässt sich gut in Ihren Alltag ein-
binden, da Sie ja ohnehin ab und zu bügeln müssen.
Beim Bügeln kommen die Vorteile einer guten Haltung besonders zum Tragen: Wer die Kraft dabei nur
aus den Armen holt, leidet schnell unter verkrampften, schmerzenden Schultern, und das monotone
Stehen belastet die Bein- und Beckenbodenmuskulatur. Viel leichter geht es dagegen mit der richtigen
Technik. Die beginnt schon bei der Vorbereitung:
Stellen Sie das Bügelbrett auf Hüfthöhe ein. Wäsche-
korb und gebügelte Wäsche lagern Sie ebenfalls
hoch, damit Sie sich nicht bücken müssen. Falls sie
dann nicht in Griffweite stehen, umso besser: Ein
paar Schritte zwischendurch lockern die Muskeln und
schützen vor einer zu steifen Haltung.

Ausgangsstellung

> Stellen Sie sich in Schrittstellung vor das Bügel-
brett, und verlagern Sie Ihr Gewicht auf Ihr vorderes
Bein. Nun sollte sich Ihre Hüfte möglichst nahe am
Bügelbrett befinden.
> Achten Sie darauf, Rücken und Kopf während des
Bügelns stets aufrecht zu halten. Das fällt Ihnen
leichter, wenn Sie die Schulterblätter etwas zusammen und in Richtung Po ziehen, sodass sich der

Bitte beachten Sie

>> Ob Staubsaugen, Bügeln oder Fenster-
putzen: Bei allen Tätigkeiten, bei denen
Sie Druck nach unten oder vorne aus-
üben, entscheidet Ihre Körperhaltung
darüber, ob Sie Ihren Beckenboden stärken oder belasten. Wenn der Rücken
rund ist, der Druck nur aus den Schultern
kommt oder gar der Atem angehalten
wird, kommt der Beckenboden schnell an
seine Belastungsgrenze – und Sie ans
Ende Ihrer Kräfte. Die dynamische Schritt-
stellung hilft Ihnen, die Kraft Ihres gesamten Körpers schonend einzusetzen.
>> Falls Sie bei der Hausarbeit Musik hören,
begleiten Sie sie doch einfach mal mit
Zungenschnalzen oder einem kleinen
Bauchtanz – das bringt die Beckenbodenmuskeln zusätzlich auf reflektorischem
Weg in Schwung.

Brustkorb hebt, und das Kinn leicht zurücknehmen.
Stellen Sie sich vor, dass Sie am höchsten Punkt
Ihres Kopfes sanft an einem Faden nach oben gezo-
gen würden.

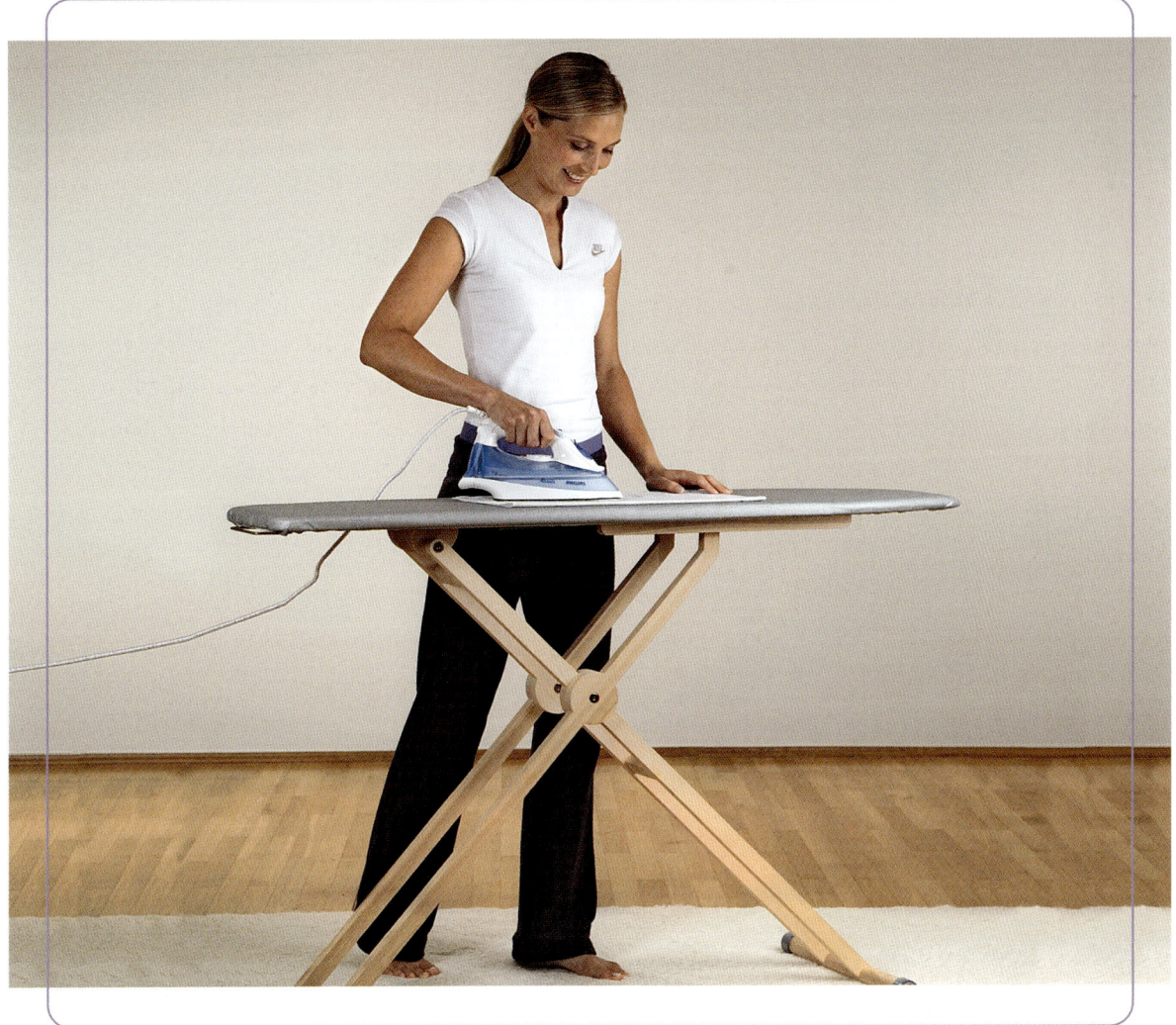

So wird's gemacht

> Holen Sie die Kraft, mit der Sie das Bügeleisen nach unten drücken, aus den Beinen und dem Beckenboden: Spannen Sie dafür die Beckenbodenmuskeln an, und stemmen Sie sich mit den Füßen in den Boden. Spüren Sie, wie sich eine Kraftachse von den Füßen durch Ihren gesamten Körper bis in Ihre Arme zieht.

> Wechseln Sie dabei häufig die Fußstellung, sodass nicht stets dasselbe Bein vorne ist, doch stellen Sie sich dabei immer wieder in Schrittstellung auf.

Richtig husten und niesen

Was zeichnet diese Übung aus?

Beim Husten und Niesen wirken besonders starke Kräfte: Sie erzeugen einen teils explosionsartigen Druck im Körper, der sich auch nach unten auf die Beckenbodenmuskeln ausdehnt. Wenn der Beckenboden geschwächt ist, gehen in solchen Momenten leicht ein paar Tröpfchen Harn verloren.
Sowohl Husten als auch Niesen sind wesentlich schonender, wenn Sie die richtige Technik beherrschen. Die meisten Menschen krümmen sich beim Husten und Niesen unwillkürlich nach vorne. Das macht es jedoch für die Beckenbodenmuskeln noch schwieriger, der Druckwelle entgegenzuhalten. In der richtigen Haltung unterstützen die Bauchmuskeln den Beckenboden. Indem Sie beckenbodenfreundliches Husten und Niesen üben, sind Sie gewappnet, wenn ein echter Nies- oder Hustenreiz entsteht – damit können Sie schneller in die richtige Haltung »umschalten«.

Ausgangsstellung

> Zum Üben setzen Sie sich am besten hin. Im Alltag können Sie die beschriebene Technik aber natürlich auch im Stehen ausführen.
> Setzen Sie sich auf einen Stuhl, und richten Sie Becken und Rücken auf: Stellen Sie sich vor, Sie würden vom höchsten Punkt Ihres Kopfes an einem Faden nach oben gezogen. Ihre Füße stehen hüftbreit, die Knie sind hüftbreit geöffnet.

So wird's gemacht

> Husten oder niesen Sie künstlich. Drehen Sie dabei den Kopf zur Seite, und husten oder niesen Sie nach hinten und oben über Ihre Schulter, sodass Ihr Brustkorb aufgerichtet bleibt – so vermeiden Sie, dass Ihr Rücken rund wird.
> Spannen Sie gleichzeitig aktiv die Beckenbodenmuskeln an, um dem Druck im Bauchraum und Becken entgegenzuwirken.

Bitte beachten Sie

>> Auch wenn Ihnen diese Haltung zu Anfang noch schwierig erscheinen mag, werden Sie sich bald beim Husten und Niesen daran gewöhnt haben. Je öfter Sie sie bewusst einüben, desto schneller geht sie Ihnen in Fleisch und Blut über.
>> Das Wichtigste beim Husten und Niesen ist, dass Sie Ihren Beckenboden schnell anspannen – das wird Ihnen umso leichter fallen, je besser dieser trainiert ist.

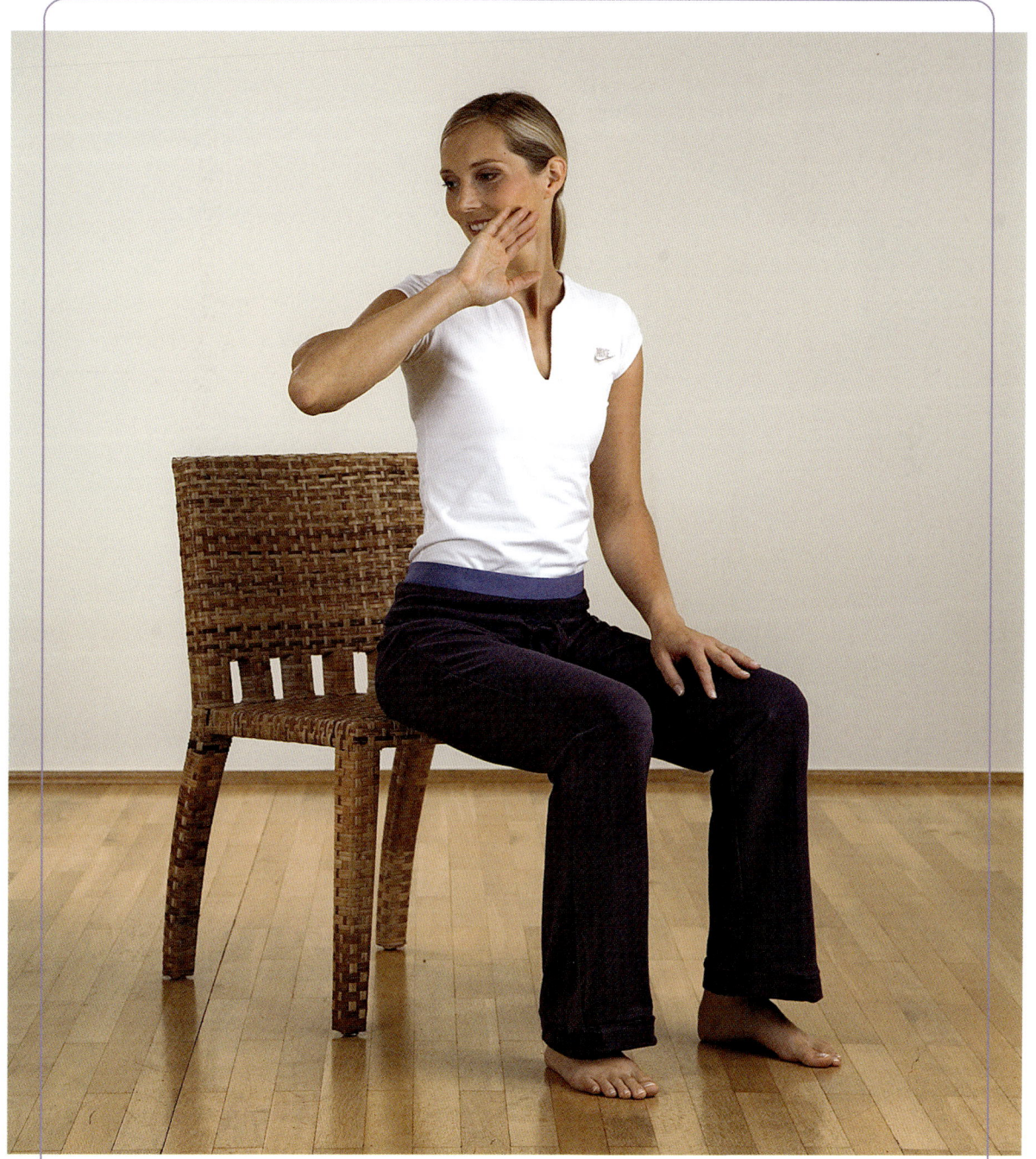

Treppensteigen

Was zeichnet diese Übung aus?

Treppensteigen ist eine Anstrengung für sich – auch für den Beckenboden. Beim Hinaufsteigen wird er belastet, wenn wir mit dem Oberkörper Schwung holen, anstatt uns mit der Kraft unserer Muskeln emporzustemmen. Und beim Hinabsteigen muss er auf jeder Stufe die Erschütterung auffangen.

Doch auch das Treppensteigen lässt sich deutlich schonender für den Beckenboden gestalten, wenn Sie wissen, worauf Sie achten müssen, und belastende Bewegungsmuster ersetzen. Mit dieser Übung können Sie sowohl Ihren Beckenboden gezielt trainieren als auch ein beckenbodenschonenderes Verhalten im Alltag einüben.

Ausgangsstellung

> Stellen Sie sich vor die unterste Treppenstufe, und machen Sie Ihren Rücken lang: Spannen Sie Bauch- und Gesäßmuskeln leicht an, und heben Sie Ihr Brustbein, damit der Rücken gerade ist. Ziehen Sie das Kinn etwas zurück. Strecken Sie den höchsten Punkt Ihres Kopfes noch ein kleines Stückchen weiter nach oben, als ob er an einem Faden gezogen würde.
> Versuchen Sie, diese aufrechte Haltung auch beim Treppensteigen locker beizubehalten, da sie den Beckenboden schützt.

Bitte beachten Sie

>> Je stärker Sie sich treppauf über die Fußballen abdrücken, desto mehr wird Ihr Beckenboden geschont. Das fällt Ihnen möglicherweise noch leichter, wenn Sie bewusst nur den Ballen anstatt des ganzen Fußes aufsetzen.

>> Beim Abwärtsgehen können Sie ebenfalls etwas für Ihren Beckenboden tun: Spannen Sie ihn über alle Stufen hinweg bewusst kräftig an. Zusätzlich können Sie mit fließenden Bewegungen dafür sorgen, dass der Beckenboden keine ruckartigen Erschütterungen auffangen muss: Schweben Sie die Treppe hinunter wie ein Filmstar, indem Sie immer zuerst mit gestreckten Füßen die Zehenballen aufsetzen und sich weich abrollen.

So wird's gemacht

> Stellen Sie Ihren rechten Fuß auf die unterste Stufe, und spannen Sie Ihren Beckenboden an. Verlagern Sie dann Ihr Gewicht ganz auf Ihr rechtes Bein, und stoßen Sie sich gleichzeitig mit dem linken Fußballen vom Boden ab.

> Drücken Sie Ihr Gewicht mit der Kraft Ihres rechten Beins und Ihres Beckenbodens nach oben, ohne mit dem Oberkörper Schwung zu holen. Ihr linker Fuß kommt gleichzeitig auf der nächsten Stufe an, sodass Sie den Ablauf fließend seitenverkehrt fortsetzen können.

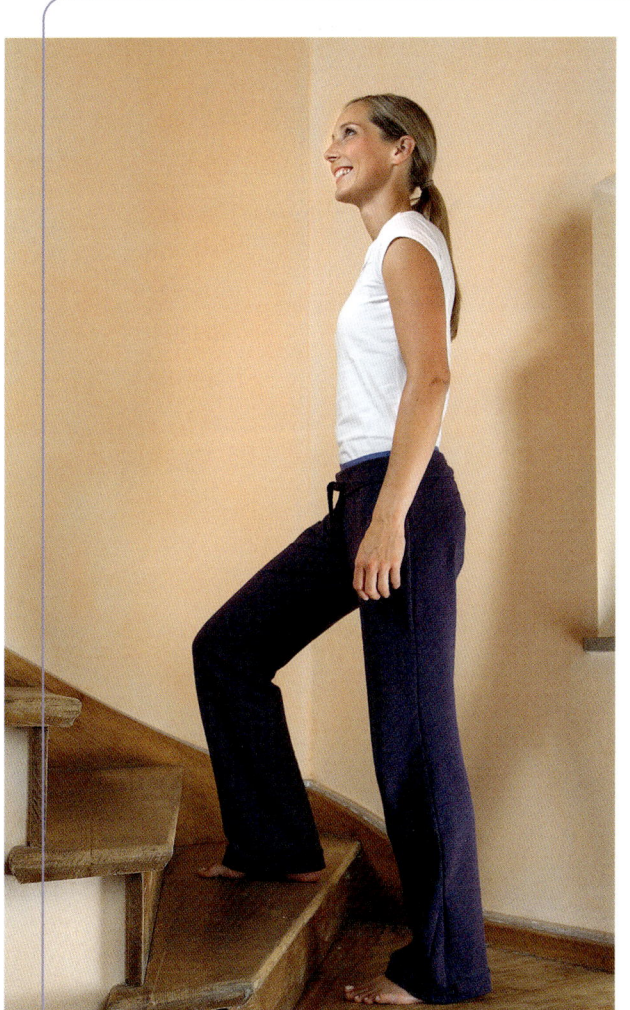
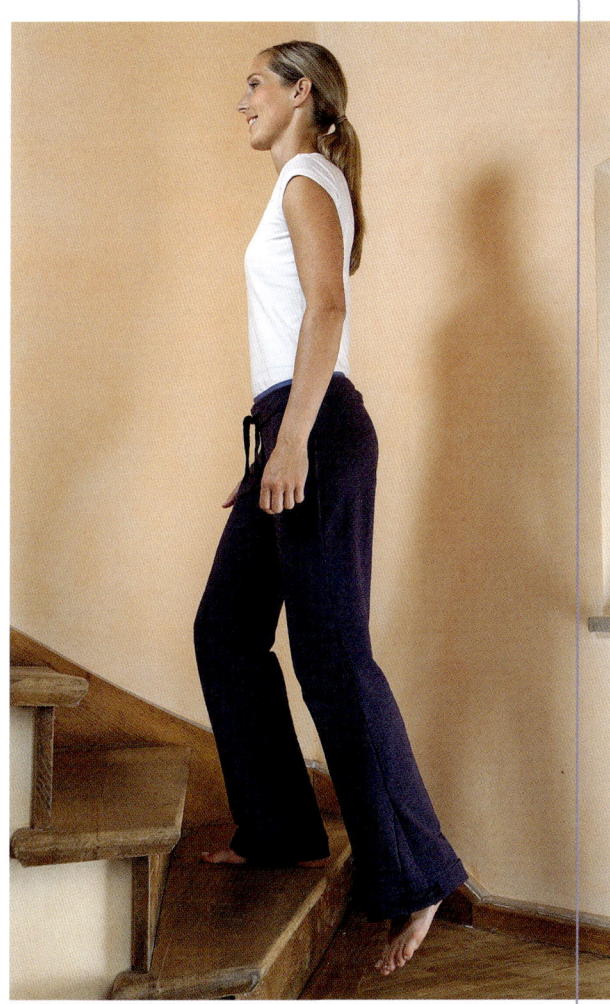

Die tiefe Hocke

Was zeichnet diese Übung aus?

Mit der tiefen Hocke dehnen und öffnen Sie den Beckenboden – auch das ist wichtig, damit er sich an alle Erfordernisse des Alltags gut anpassen kann. Die Übung wirkt sich dabei vor allem auf die mittlere Muskelschicht des Beckenbodens aus. Da das Gewicht des Oberkörpers während der Übung vorwiegend auf den Oberschenkeln lastet, wird der Beckenboden gleichzeitig entlastet und kann sich so noch besser entspannen.

Ausgangsstellung

> Bei dieser Übung beginnen Sie im Stehen. Stellen Sie sich mit schulterbreit geöffneten Füßen aufrecht hin. Die Fußspitzen weisen etwas nach außen. Richten Sie Ihren Brustkorb und Ihren Nacken auf. Die Arme hängen locker neben dem Körper.
> Gehen Sie dann langsam tief in die Hocke. Nehmen Sie dabei Ihre Arme nach vorne, sodass sich die Oberarme zwischen Ihren Beinen befinden, und legen Sie Ihre Hände zusammen.
> Rücken und Kopf bleiben dabei so gut wie möglich aufrecht. Heben Sie den Brustkorb an, damit der Rücken nicht rund wird, und halten Sie den Kopf in natürlicher Verlängerung der Wirbelsäule. Ihre Fußsohlen bleiben flach auf dem Boden stehen.

Bitte beachten Sie

>> Bei Kniebeschwerden sollten Sie diese Übung sehr behutsam durchführen und im Zweifelsfall besser ganz darauf verzichten.
>> Falls es Ihnen schwerfällt, mit flach auf dem Boden stehenden Füßen bis in die Hocke zu kommen, können Sie auch ein gefaltetes Handtuch unter Ihre Fersen legen.

So wird's gemacht

> Atmen Sie aus, und ziehen Sie dabei langsam Ihre Hände näher an Ihren Körper. Dadurch drücken die Oberarme Ihre Beine noch etwas weiter auseinander. Spüren Sie dabei der Dehnung in Ihrem Beckenboden nach.
> Beim Einatmen bewegen Sie Ihre Hände wieder etwas vom Körper weg und nehmen die Dehnung so ein bisschen zurück, ohne sie jedoch ganz aufzuheben.
> Nach der vierten Wiederholung lösen Sie die Stellung auf. Legen Sie sich bequem auf den Rücken, um einige Atemzüge lang zu entspannen und der Wirkung im Körper nachzuspüren.

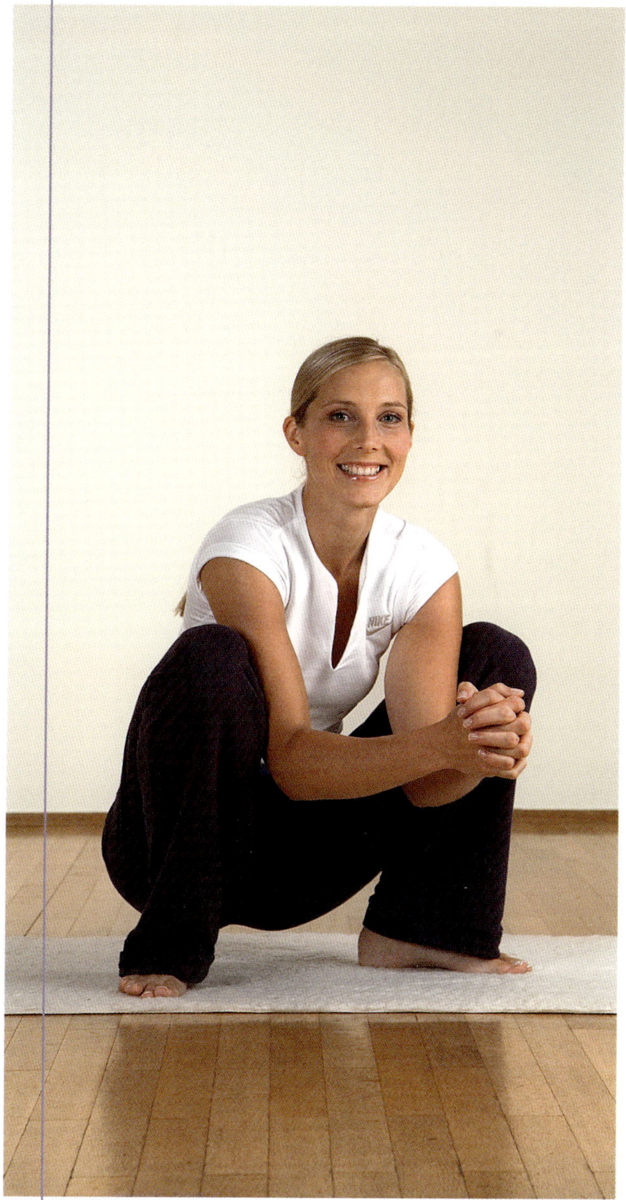

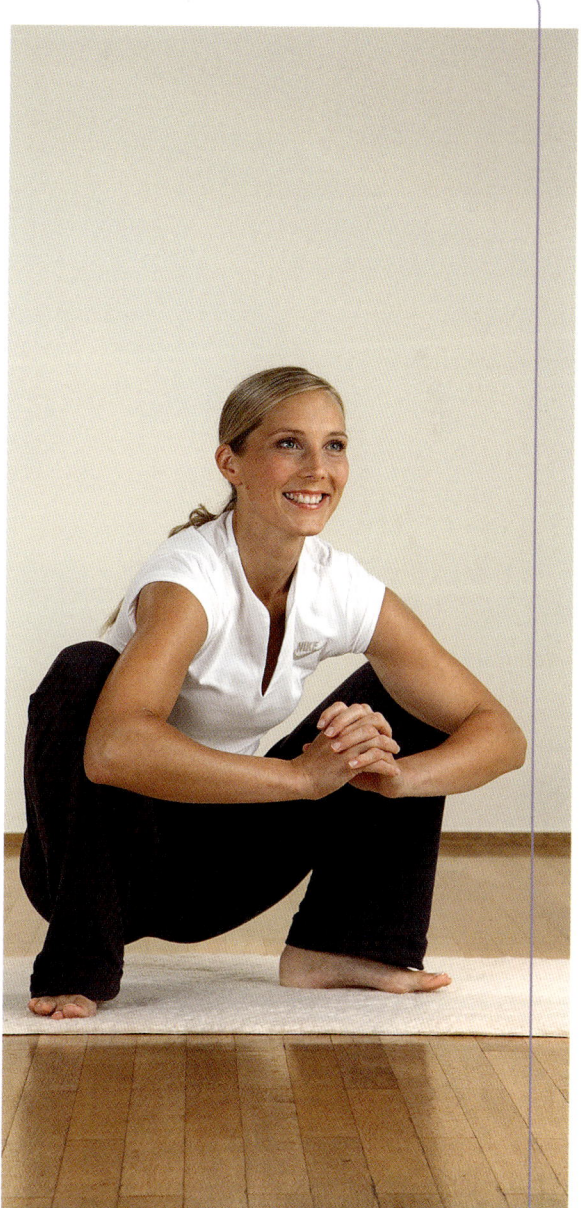

Aufstehen aus dem Sitzen

Was zeichnet diese Übung aus?

Selbst etwas so Alltägliches wie das Aufstehen aus dem Sitzen geht nicht spurlos an unserem Beckenboden vorüber. Wenn Sie dabei richtig vorgehen, ist es deutlich schonender – sowohl für den Beckenboden als auch für den Rücken. Üben Sie das schonende Aufstehen immer wieder ein, damit Sie es bald im Alltag automatisch machen.

Ausgangsstellung

> Sie beginnen im Sitzen. Setzen Sie sich auf das vordere Drittel des Stuhls, und richten Sie sich auf Ihren Sitzhöckern auf. Heben Sie den Brustkorb an, damit der Rücken gerade wird, und stellen Sie sich vor, dass Sie am höchsten Punkt Ihres Kopfes von einem Faden hochgezogen werden.
> Setzen Sie Ihre Füße in einer leichten Schrittstellung auf, sodass sich die Ferse des hinteren Fußes fast unterhalb der Sitzfläche des Stuhles und der vordere Fuß senkrecht unter dem Knie befindet.
> Ihre Hände liegen locker auf Ihren Oberschenkeln.

So wird's gemacht

> Neigen Sie Ihren Oberkörper nach vorne, sodass Ihr Schwerpunkt über Ihren Beinen liegt. Rücken und Nacken bleiben dabei gerade.

Bitte beachten Sie

>> Führen Sie die Bewegung langsam und bewusst durch: Arbeiten Sie nicht mit Schwung, sondern ausschließlich mit der Muskelkraft der Beine.

>> Halten Sie Ihren Rücken und Nacken während der gesamten Übung gerade gestreckt, besonders wenn Sie sich nach vorne neigen.

>> Ziehen Sie die Schultern nicht hoch – achten Sie darauf, sie stets hinten und unten zu halten.

>> Während des Aufstehens können Sie sich zusätzlich mit Ihren Händen auf Ihren Oberschenkeln abstützen.

>> Auch beim Hinsetzen können Sie Beckenboden und Rücken schonen: Anstatt sich einfach auf die Sitzfläche fallen zu lassen, spannen Sie den Beckenboden an, neigen den geraden Oberkörper leicht nach vorne und lassen sich weich und sanft auf die Sitzfläche sinken. Die Bewegung wird dabei vom Steißbein geführt. So ist die Erschütterung viel geringer, die die Beckenboden- und Rückenmuskeln sowie die Bandscheiben auffangen müssen.

> Spannen Sie dann kräftig die Beckenbodenmuskeln an, und heben Sie Ihr Gesäß vom Stuhl. Ihr Gewicht ruht sofort ganz auf Ihren Beinen und wird von Ihrer Muskelkraft getragen.

> Dann richten Sie sich zum Stehen auf, indem Sie die Beine strecken.

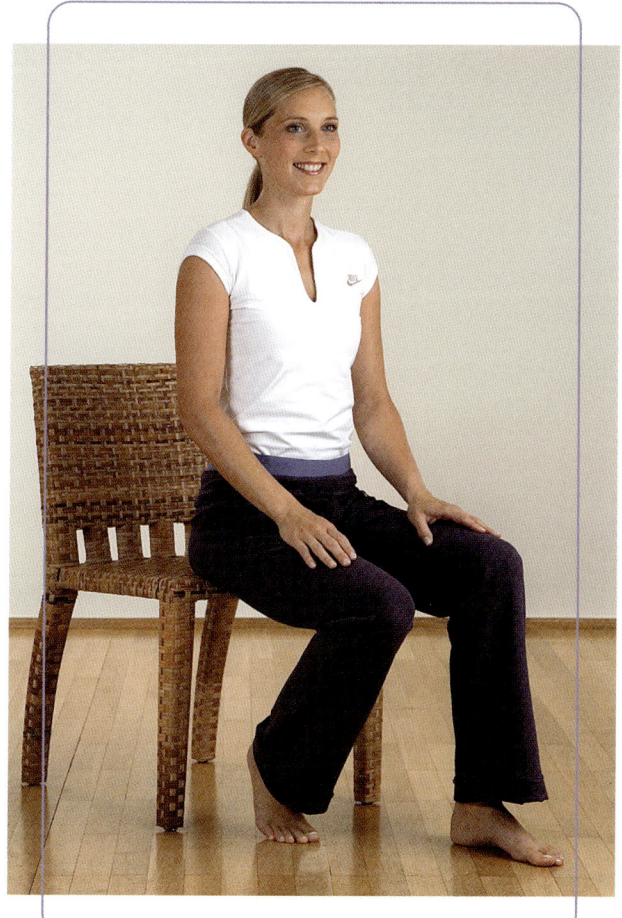

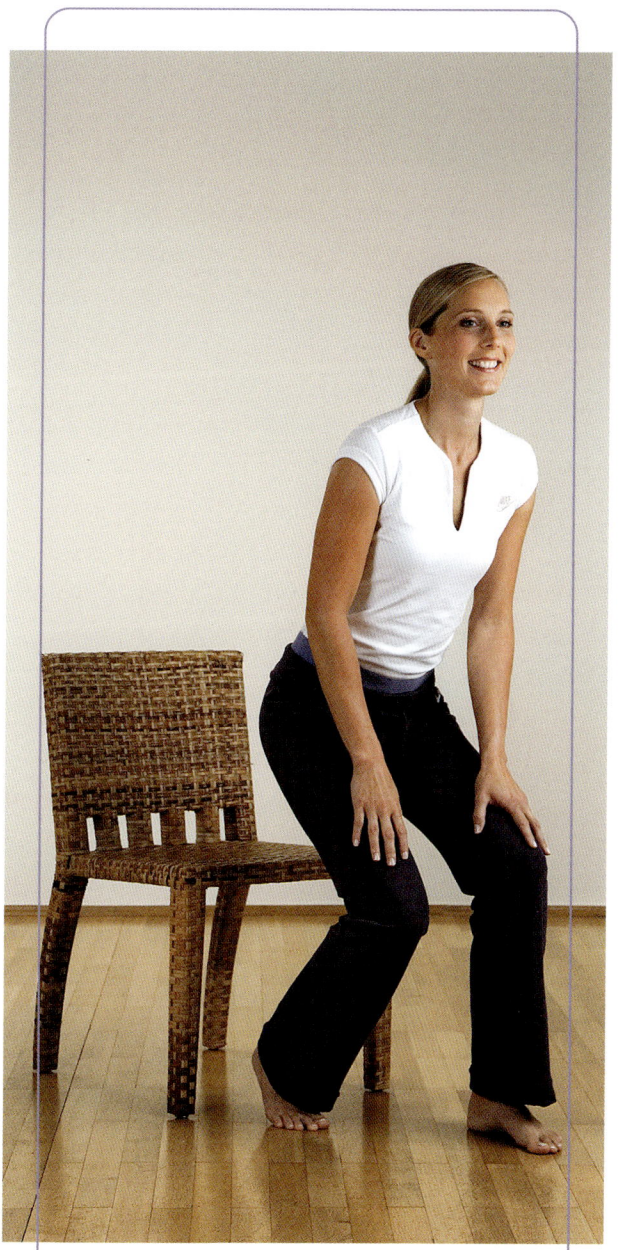

Isometrische Sitzübung

Was zeichnet diese Übung aus?

Diese Übung stärkt nicht nur den Beckenboden, sondern auch Ihre Rückenmuskeln. Sie ist ideal, um die Arbeit am Schreibtisch durch eine Pause aufzulockern, und hilft, eine gute Haltung zu bewahren.

Ausgangsstellung

> Die Übung wird im Sitzen durchgeführt. Am besten ist es, wenn Sie die Sitzhöhe so einstellen können, dass Ihre gesamte Fußsohle den Boden berührt und Ober- und Unterschenkel etwa einen rechten Winkel bilden. Ihre Füße stehen hüftbreit nebeneinander, die Fußspitzen zeigen nach vorn.

> Richten Sie Ihr Becken auf, und spannen Sie die Bauchmuskeln leicht an. Richten Sie Ihren Rücken auf: Heben Sie den Brustkorb, und machen Sie Ihren Nacken lang, indem Sie das Kinn etwas zurückziehen. Stellen Sie sich vor, dass Sie am höchsten Punkt Ihres Kopfes nach oben gezogen werden.

> Strecken Sie Ihre Arme, und legen Sie Ihre Handrücken an die Innenseiten Ihrer Oberschenkel, möglichst nahe an den Knien.

So wird's gemacht

> Atmen Sie aus, und spannen Sie Ihren Beckenboden an. Gleichzeitig drücken Sie mit Ihren Hand-

Bitte beachten Sie

>> Auch wenn es zu keiner sichtbaren Bewegung kommt, ist diese Übung sehr wirkungsvoll, wenn Sie sie achtsam und kontrolliert durchführen.

>> Wenn Sie schon etwas geübter sind, versuchen Sie, die Beckenbodenspannung über einige Atemzüge zu halten.

>> Sie können die Wirkung der Übung noch verstärken, indem Sie hörbar auf »fff« oder »schsch« ausatmen.

rücken nach außen gegen Ihre Oberschenkel. Diese halten dagegen, sodass nur Muskelspannung aufgebaut wird – Arme oder Beine bewegen sich dabei nicht. Ihr Rücken bleibt währenddessen gerade aufgerichtet.

> Beim Einatmen lösen Sie den Druck wieder und nehmen die Muskelspannung im Beckenboden zurück, ohne sie jedoch ganz zu lösen. Auch hierbei ist keine Bewegung zu sehen.

> Nach der vierten Wiederholung bleiben Sie noch einige Atemzüge lang aufrecht sitzen. Entspannen Sie sich dabei, und spüren Sie der Wirkung der Übung nach.

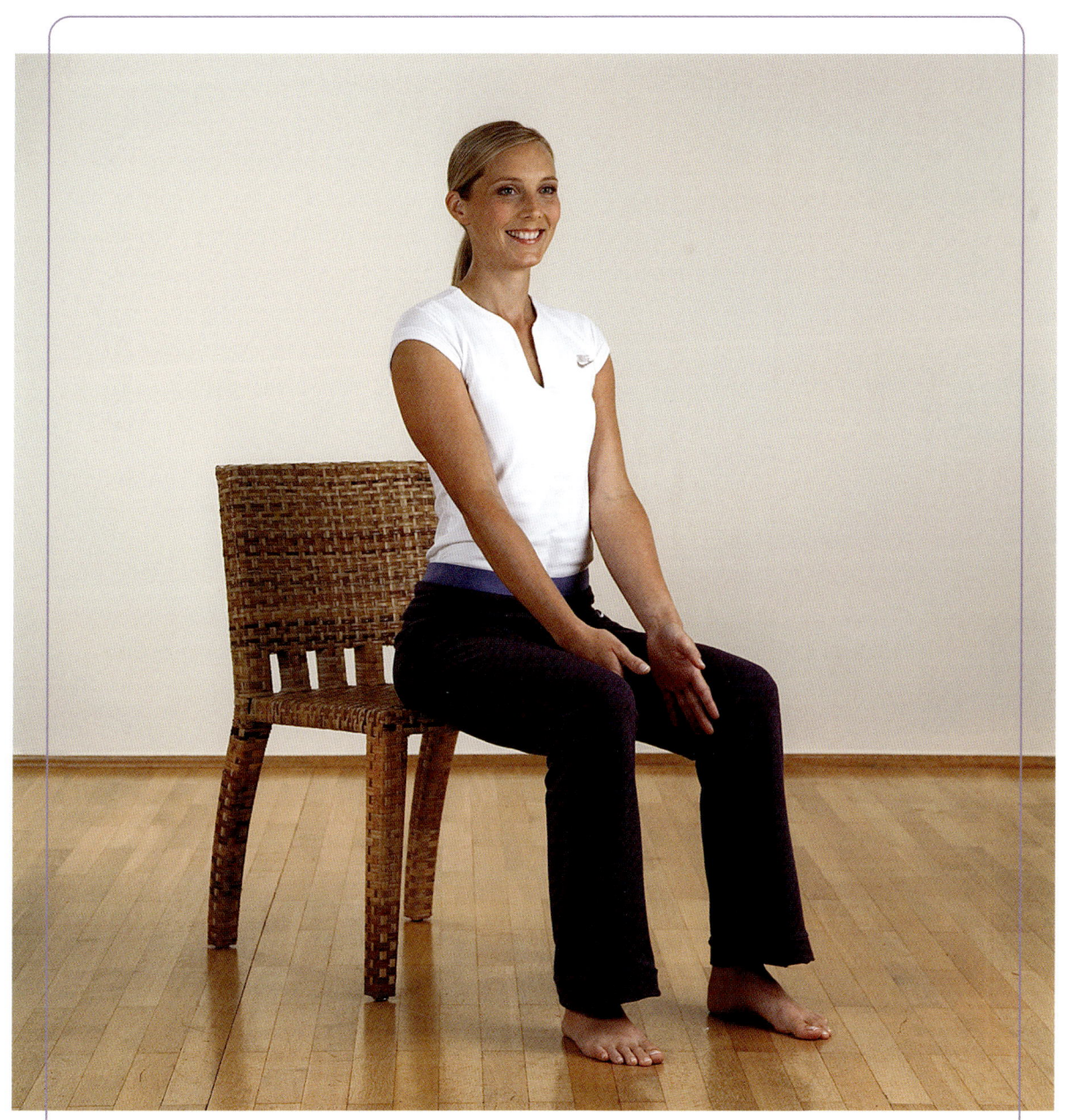

Beckenschaukel auf dem Sofa

Was zeichnet diese Übung aus?

Die Beckenschaukel lässt sich nicht nur auf dem Sofa, sondern auch auf dem Bett sehr gut durchführen – so gibt es eigentlich keinen Grund mehr, nicht täglich wenigstens diese kleine Übung durchzuführen. Sie kräftigt und aktiviert nicht nur den Beckenboden, sondern auch die Bauchmuskeln. Da der Beckenboden im Liegen kein Gewicht zu tragen hat, ist diese Übung besonders angenehm und einfach.

Ausgangsstellung

> Die Übung wird in der Rückenlage durchgeführt. Legen Sie sich so auf das Sofa, dass Sie Ihre Beine aufstellen und Ihre Hände auf den Unterbauch legen können. Ihre Füße stehen dabei etwa hüftbreit nebeneinander, die Knie sind hüftbreit geöffnet.
> Ihr Kopf liegt in natürlicher Verlängerung der Wirbelsäule gerade. Der Blick ist zur Zimmerdecke gerichtet, das Kinn wird leicht zurückgezogen.

So wird's gemacht

> Atmen Sie tief ein, und spüren Sie, wie sich dabei Ihre Bauchdecke hebt. Bringen Sie Ihren unteren Rücken ganz leicht ins Hohlkreuz.
> Rollen Sie beim nächsten Ausatmen das Becken etwas hoch, indem Sie das Steißbein in Richtung Bauchnabel ziehen. Ihre Lendenwirbelsäule kommt so in direkten Kontakt mit dem Sofa. Beim Einatmen rollen Sie das Becken so zurück, dass eine kleine »Brücke« unter Ihrer Lendenwirbelsäule entsteht.
> Lösen Sie die Muskelspannung wieder vollständig auf, um beim nächsten Ausatmen von vorne zu beginnen.
> Wiederholen Sie die Übung mindestens vier Mal. Bleiben Sie danach noch einige Atemzüge lang auf dem Rücken liegen. Atmen Sie tief ein und aus, und spüren Sie der Wirkung nach.

Bitte beachten Sie

>> Sie können die Wirkung der Übung noch verstärken, indem Sie den Atem beim Ausatmen hörbar mit einem langen »fff« oder »schsch« ausströmen lassen.
>> Achten Sie darauf, beim Üben die Pomuskulatur entspannt zu lassen, damit die Kraft wirklich aus dem Beckenboden kommt.
>> Das Becken bleibt immer in Kontakt mit dem Sofa. Für eine bessere Wahrnehmung legen Sie Ihre Hände sanft auf den Unterbauch.

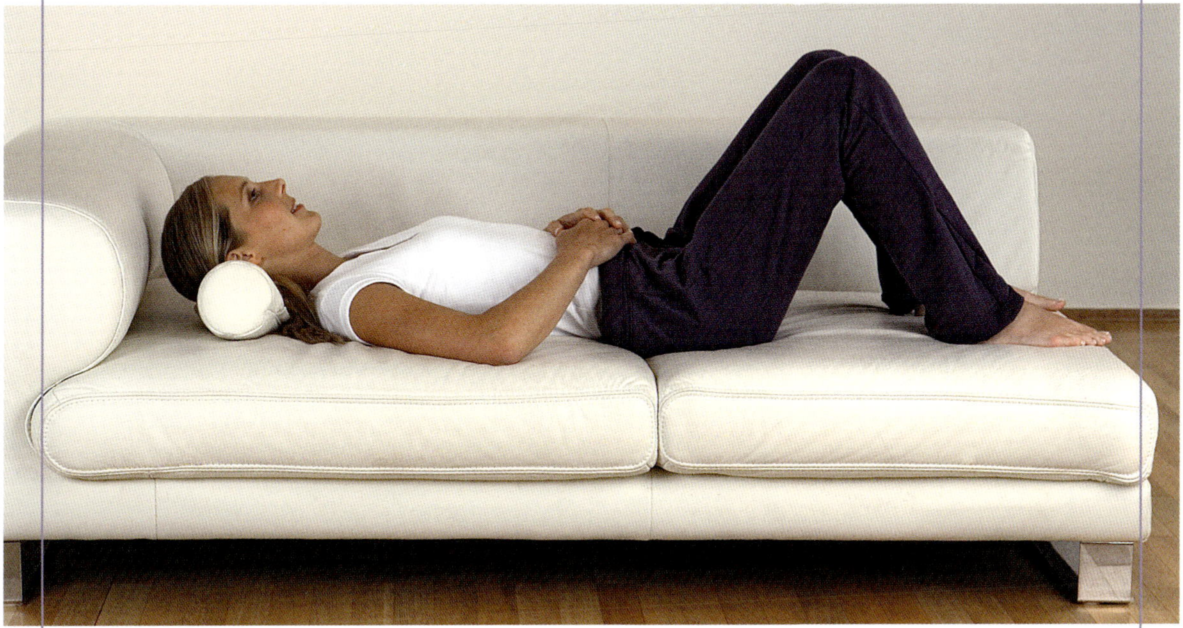

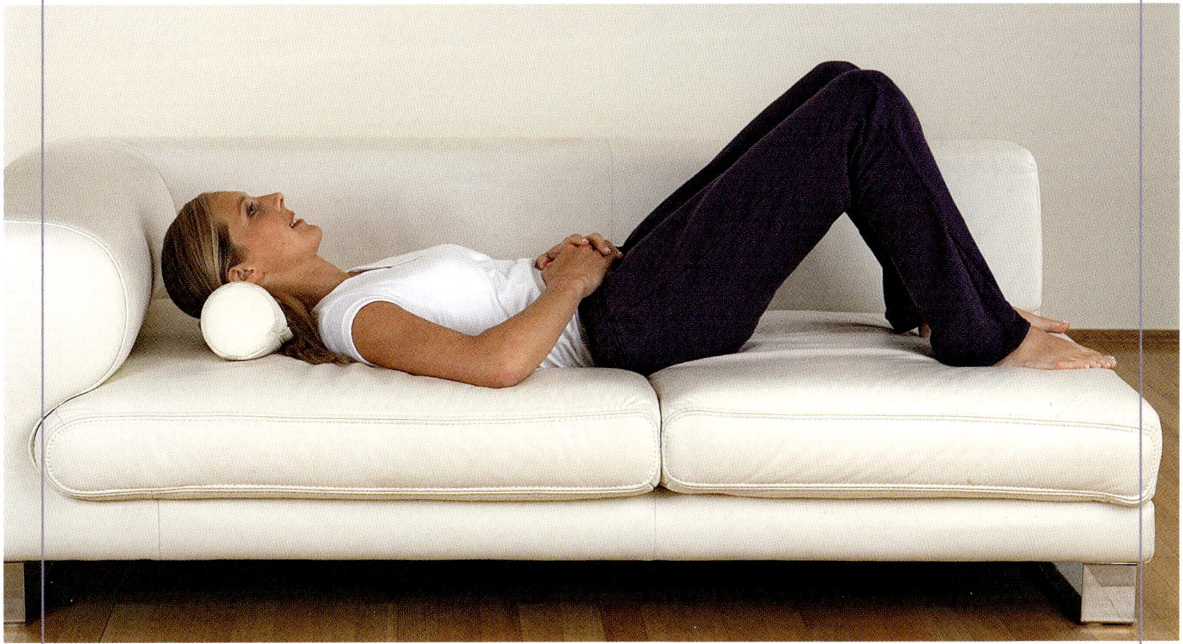

Halbe Brücke

Was zeichnet diese Übung aus?

Diese Übung eignet sich gut dafür, zwischendurch den Beckenboden zu entlasten und gleichzeitig zu trainieren. Dabei kräftig sie nicht nur die Beckenbodenmuskulatur, sondern auch die Oberschenkel.

Ausgangsstellung

> Die Übung wird im Liegen durchgeführt. Am besten üben Sie auf dem Boden – ein dicker Teppich oder eine Übungsmatte sind ideal als Unterlage. Sie können die Übung auch auf einer festen Matratze oder einem nicht zu weichen Sofa durchführen.

> Legen Sie sich auf den Rücken, und stellen Sie die Beine auf. Ihre Füße stehen hüftbreit nebeneinander, und auch die Knie sind hüftbreit geöffnet.

> Ihre Arme sind parallel neben dem Körper ausgestreckt, und Ihre Handflächen weisen zur Decke. Der Kopf liegt in der natürlichen Verlängerung der Wirbelsäule. Ihr Blick ist zur Zimmerdecke gerichtet. Ziehen Sie das Kinn leicht in Richtung Brust, um Ihren Nacken etwas zu dehnen.

> Spannen Sie Ihre Beckenbodenmuskeln an, und drücken Sie Ihr Becken in die Höhe, bis die Oberschenkel, das Becken und Ihr Oberkörper eine schräge Linie bilden.

Bitte beachten Sie

>> Wenn Sie schon gut trainiert sind, können Sie das gestreckte Bein über mehrere Atemzüge halten.

>> Atmen Sie während der gesamten Übung tief und gleichmäßig weiter.

>> Achten Sie darauf, dass Ihr Becken nicht absinkt, sondern auf einer schrägen Linie mit Kopf und Oberschenkeln bleibt.

>> Falls Ihnen diese Übung anfangs noch zu anstrengend ist, können Sie zunächst die einfache »Brücke« (S. 34/35) trainieren.

So wird's gemacht

> Beim Ausatmen strecken Sie Ihr linkes Bein. Ihre Oberschenkel bleiben dabei weiterhin parallel. Spannen Sie den Beckenboden aktiv an.

> Beim Einatmen setzen Sie den linken Fuß wieder auf und lockern die Muskelspannung im Beckenboden etwas, ohne sie jedoch ganz aufzulösen.

> Nach der vierten Wiederholung lassen Sie Ihr Becken langsam wieder sinken und strecken die Beine aus. Schütteln Sie sie aus, und bleiben Sie einige Atemzüge lang entspannt liegen. Dann wiederholen Sie die Übung mit dem rechten Bein.

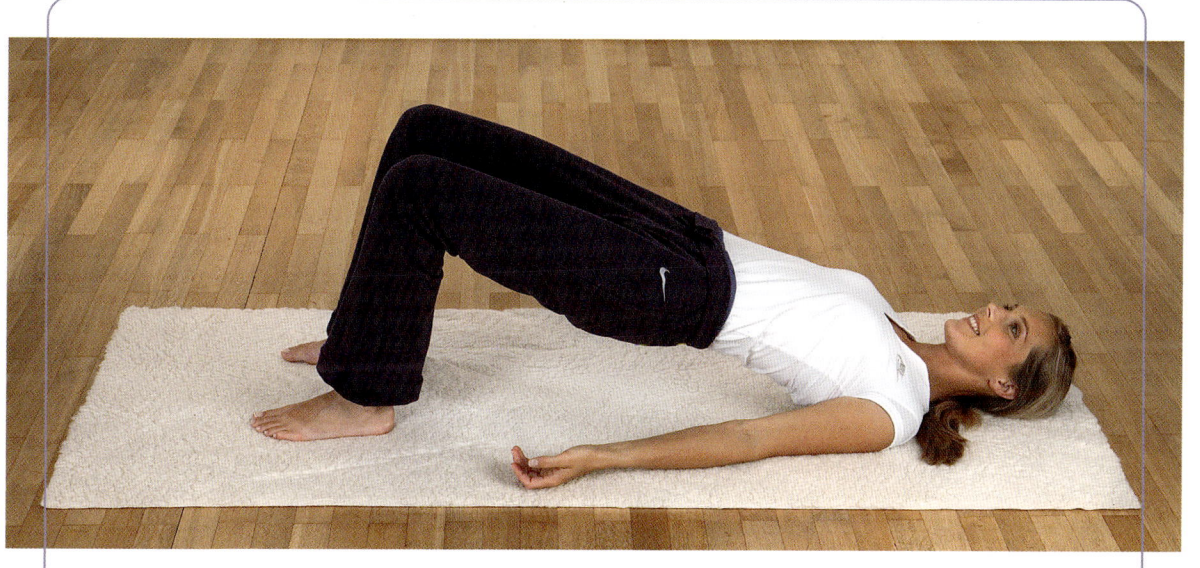

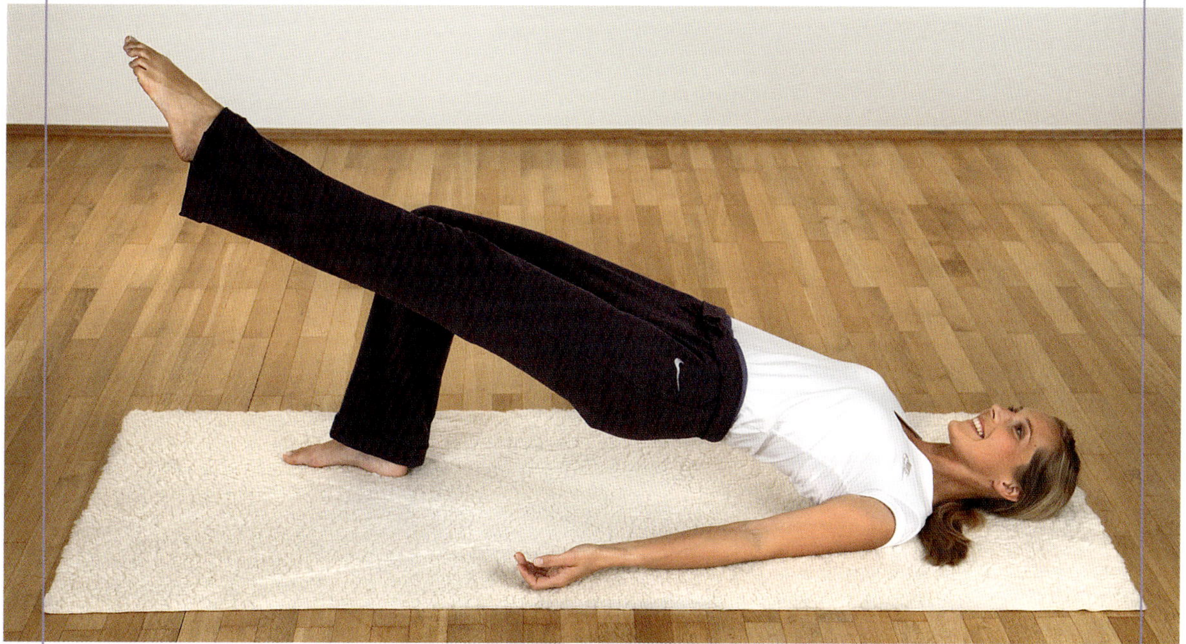

Stichwortverzeichnis

Wir danken:

> der Sporthaus Schuster GmbH in München
für die Kleidung, die dem Model
zur Verfügung gestellt wurde.
www.sport-schuster.de

schuster
1913

> KOKON München für das Deko-Material.
www.kokon.com
KOKON, LIFESTYLE HAUS, Mobiliar &
Innendekoration, München

KOKON
LIFESTYLE HAUS

Über die Autorinnen

Sabine Grabosch (links) und Rahel Rehm-Schweppe (rechts) sind staatlich geprüfte Physiotherapeutinnen. Sie führen Beckenbodenkurse sowie Schwangerschafts- und Rückbildungskurse durch.

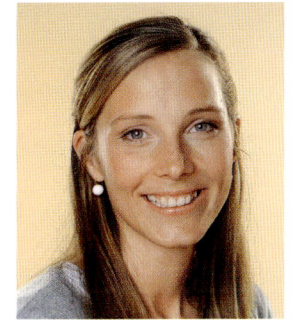 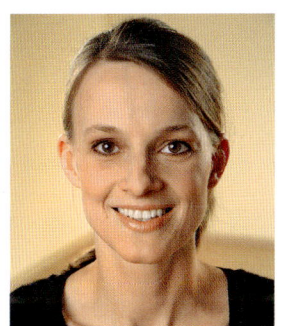

Impressum

Bibliografische Information der Deutschen Nationalbibliothek
Die Deutsche Nationalbibliothek verzeichnet diese Publikation in der Deutschen Nationalbibliografie; detaillierte bibliografische Daten sind im Internet über http://dnb.d-nb.de abrufbar.

BLV Buchverlag GmbH & Co. KG
80797 München

© 2010 BLV Buchverlag GmbH & Co. KG, München

Bildnachweis
Alle Fotos von Claudia Reiter

Grafiken: Sandra Menke, Osnabrück

Umschlagillustration: Gudrun Bürgin
Rückseite: Claudia Reiter

Lektorat: Manuela Stern, Ruth Wiebusch
Herstellung: Angelika Tröger
DTP: Uhl + Massopust GmbH, Aalen

Gedruckt auf chlorfrei gebleichtem Papier

Printed in Italy
ISBN 978-3-8354-0599-8

Hinweis
Das vorliegende Buch wurde sorgfältig erarbeitet. Dennoch erfolgen alle Angaben ohne Gewähr. Weder Autorinnen noch Verlag können für eventuelle Nachteile oder Schäden, die aus den im Buch vorgestellten Informationen resultieren, eine Haftung übernehmen.

Energie aus der Körpermitte

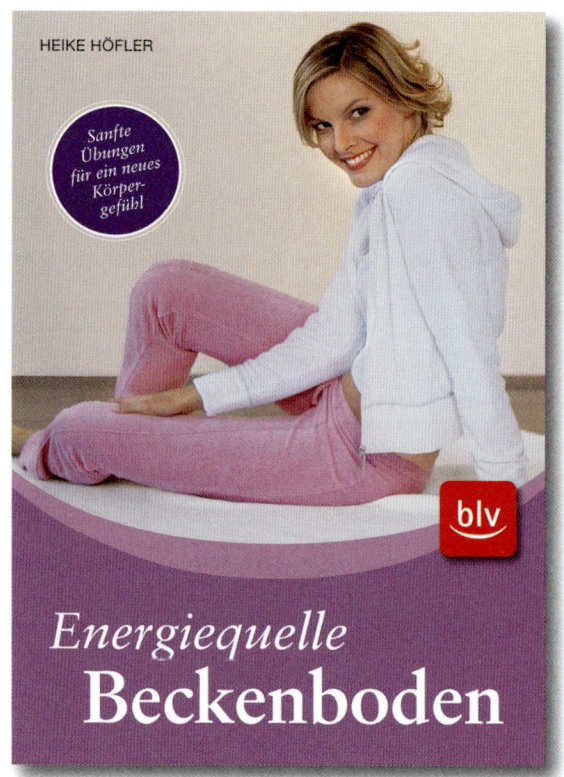

Heike Höfler
Energiequelle Beckenboden
Energie aus der Körpermitte: das neue Lebensgefühl · Die besten Übungen
für den Alltag · Mit Wahrnehmung- und Atemübungen, die das Körper-
bewusstsein schulen · Noch abwechslungsreicher trainieren mit Noppenball,
Thera-Band, Redondo Ball & Co.
ISBN 978-3-8354-0499-1

Bücher fürs Leben.